ÉTUDE

SUR LA

LÈPRE TUBERCULEUSE

OU

ÉLÉPHANTIASIS DES GRECS

PAR

Le Dr Paul LAMBLIN,

ANCIEN LAURÉAT DE L'ÉCOLE DE MÉDECINE DE DIJON,

ANCIEN INTERNE PROVISOIRE DES HOPITAUX DE PARIS.

OUVRAGE ORNÉ DE GRAVURES DANS LE TEXTE.

PARIS

ADRIEN DELAHAYE, LIBRAIRE-ÉDITEUR

PLACE DE L'ÉCOLE-DE-MÉDECINE

1871

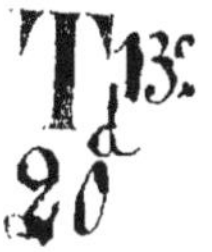

ÉTUDE

SUR LA

LÈPRE TUBERCULEUSE

OU

ÉLÉPHANTIASIS DES GRECS

PAR

Le Dr Paul LAMBLIN,

ANCIEN LAURÉAT DE L'ÉCOLE DE MÉDECINE DE DIJON,

ANCIEN INTERNE PROVISOIRE DES HOPITAUX DE PARIS.

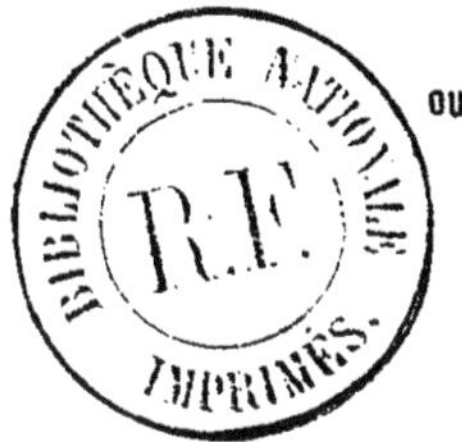

OUVRAGE ORNÉ DE GRAVURES DANS LE TEXTE.

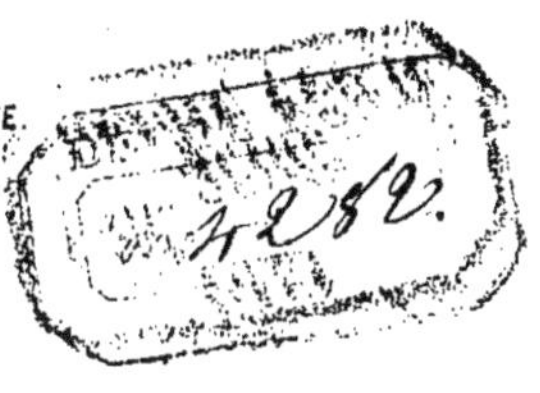

PARIS

ADRIEN DELAHAYE, LIBRAIRE-ÉDITEUR

PLACE DE L'ÉCOLE-DE-MÉDECINE

1874

AVANT-PROPOS

Il est peu de maladies qui aient donné lieu à autant de dissertations que la lèpre. Cela se comprend, car sa gravité et les ravages qu'elles a causés depuis l'antiquité jusqu'à nos jours, expliquent parfaitement les louables efforts que les observateurs de tous les temps ont faits pour la connaître jusque dans ses dernières limites, afin d'en saisir le mode et les conditions de développement et, si c'est possible, trouver le moyen d'entraver sa marche fatale.

Malgré ces nombreux écrits, il reste encore de grandes lacunes à combler dans sa physiologie pathologique.

Nous nous proposons, dans ce travail, d'apporter le fruit de nos recherches sur quelques cas de lèpre tuberculeuse, observés pendant notre internat à l'hôpital Saint-Louis, dans le service du Dr Hillairet, qui, de notre maître, a bien voulu devenir notre ami et qui nous a inspiré l'idée première de cette étude. C'est grâce à ses conseils et aux observations qu'il nous a communiquées que nous avons pu entreprendre et terminer ce travail.

Que notre ami Grancher, qui nous a guidé dans nos observations micrographiques, reçoive ici nos sincères remercîments pour la bienveillance tout amicale avec laquelle il s'est mis à notre disposition.

N'ayant pas l'intention de faire un exposé didactique de

la lèpre, nous chercherons à expliquer les symptômes que l'on observe pendant la vie du malade, par les lésions que subirent les différents tissus et appareils.

Nous avons pensé qu'il serait inutile de faire l'historique de la lèpre, dont l'exposition si complète se trouve dans le bel ouvrage de Danielsen et Boeck sur la Spedalsked des peuples du Nord ; c'est pourquoi nous ne mentionnons que les travaux récents dont cette maladie a été l'objet.

Nous avons l'espoir que les difficultés réelles du sujet que nous allons aborder contribueront à nous faire pardonner les imperfections de notre travail.

INDEX BIBLIOGRAPHIQUE.

DELIOUX DE SAVIGNAC. De la spedalsked et de la radezyge, maladies endémiques dans le nord de l'Europe, et considérations générales sur la lèpre. (Archives générales de médecine ; octobre 1857.)
Traité de la spedalsked, ou éléphantiasis des Grecs, par Danielsen et Bœck. (Paris 1848).

CAZENAVE. Leçons cliniques sur les maladies de la peau.

ALIBERT. Traité des Dermatoses.

BAZIN. Leçons théoriques et cliniques sur les affections cutanées. (Paris 1862.)

GIBERT. Traité des maladies de la peau. 3e édition, 1860.

HARDY. Revue photographique des hôpitaux de Paris.

ARGILAGOS. Réfléxions cliniques sur trois observations de lèpre grecque ou tsarath (de Moïse).

Dr F. STEUDNER. Lepra mutilans. (Erlangen, 1867.)

RAYMOND. Histoire de l'éléphantiasis. (Lausanne, 1867.)

JOSEPH GARNIER. Notice historique sur la maladière de Dijon. (Extrait des mémoires de l'Académie de Dijon), 1853.

Fleur de lys en médecine, par maître Bernard de Gordon, imprimé à Paris en 1509.

LA GRANDE, chirurgie de Guy de Chauliac, composée en l'université de Montpellier, en 1363.

SCHILLING. Observations sur la lèpre, à Surinam.

DELABORDE. Rapport à la Société royale de médecine sur le mal rouge de Cayenne, ou l'éléphantiasis, 1784.

DROGNAT-LANDRÉ. De la contagion de la lèpre. (Paris, 1869.)

HILLAIRET. Lèpre tuberculeuse arrivée à la troisième période. Mémoires de la Société de biologie (1862).

VIRCHOW. Pathologie des tumeurs (Paris, 1867).

BRASSAC. Considérations pathologiques sur les pays chauds.

MARTINS. Notes médicales recueillies pendant un voyage en Norwége, en Laponie et aux îles Feroë. (Revue médicale, février 1844.)

GODARD. Egypte et Palestine, chapitre IX (Paris, 1867).

FOERSTER. Anat. pathologique.

ERASMUS WILSON. Journal of cutaneous Medicine.

HENRI KOBNER. Lèpre des Grecs (Société de biologie, 1861, 3e série).

ERASMUS WILSON. On Diseases of the Skin, system of cutaneus medicine. (page 588.)

Brochure de M. Dekigalla, de Scyros (Grèce) sur la construction des Léproseries.

DUTEUIL. Notes médicales sur le Japon, la Chine et la Cochinchine, 1864.

BERGERON. 1823. Mal rouge observé à Cayenne et comparé à l'éléphantiasis des Grecs (Paris, 1851).

PEREZ GONZALÈS. Éléphantiasis des Grecs, Paris, 1851.

Dr PONCET. De la Lèpre au Mexique. (Recueil de mémoires de médecine, chirurgie et de pharmacie militaires, 1864, tome XII.)

BRASSAC. Une mission à Cumana, Basse-Terre, 1869. (Archives de médecine navale, 12e volume.)

Essai sur l'éléphantiasis des Arabes et sur l'éléphantiasis des Grecs, observés en Algérie. J. F. G. Mestre.

J. BRASSAC. Essai sur l'éléphantiasis des Grecs. (Lèpre Phymatode et Aphymatode.) Archives de médecine navale, septembre 1866, t. VI.

Bulletins de la Société anatomique de Paris, 2e série, tome VIII, année 1863. Lèpre tuberculeuse, Robertet.

AUGUSTE OLLIVIER. Des atrophies musculaires.

J. MOUGEOT. Recherches sur quelques troubles de nutrition consécutifs aux affections des nerfs.

CAMUT. De l'influence du système nerveux dans les maladies cutanées.

CHARCOT. Des lésions trophiques consécutives aux maladies du système nerveux. (Clinique médicale de l'hospice de la Salpêtrière.) Mouvement médical, 1870.

ÉTUDE

SUR LA

LÈPRE TUBERCULEUSE

OU

ÉLÉPHANTIASIS DES GRECS

CHAPITRE PREMIER.

SYMPTÔMES.

La lèpre se manifeste par une série d'affections cutanées qui se développent successivement, se substituent les unes aux autres et forment les symptômes de la maladie.

Mais ces lésions cutanées sont accompagnées de productions morbides sur d'autres systèmes organiques et de symptômes généraux.

Symptômes locaux ou cutanés.

Les manifestations cutanées de la lèpre ou tsarath doivent tout d'abord attirer l'attention de l'observateur, car ce sont elles qui marquent le début de chaque espèce de lèpre

Après un stade prodromal, qui est souvent de longue durée et très-différent dans ses effets chez les divers malades, on voit apparaître (obs. 1, 2, 3) des taches d'une coloration variable, qui tirent soit sur le rouge (mal rouge de Cayenne), soit sur le jaune, le fauve, ou bien sur le blanc (morphea alba), et disparaissent sous la pression du doigt.

Ces taches, qui sont d'une étendue et d'une forme indéterminées, font tantôt leur apparition sur le tronc, tantôt, et de préférence, sur la figure et les membres, c'est-à-dire sur les parties exposées le plus directement aux influences atmosphériques. Elles peuvent disparaître au bout de quelques jours ou de quelques semaines, sans laisser aucune trace, pour se reproduire plus intenses à divers intervalles. Plus ces traces sont anciennes et plus aussi leur coloration, de rouge qu'elle était au début, se fonce pour devenir brune, puis fauve et assez persistante pour ne plus disparaître sous la pression du doigt. Le toucher permet alors de constater sur leurs bords une légère saillie au-dessus des parties voisines et un enfoncement à leur centre.

Ces taches, petites et régulières, larges ou festonnées, n'ont pas de caractère assez tranché pour que l'on puisse, à première vue, reconnaître leur nature, et l'on pourrait parfaitement les confondre avec des syphilides ou de la pelade achromateuse, comme dit Bazin, si elles n'étaient le siége d'une vive démangeaison (Esaü, le lépreux), de fourmillements, de cuisson au moment des poussées, et si la peau, comme craquelée ou mieux comparée par Guillemeau à de la peau de pomme cuite sous la cendre, n'était le plus souvent devenue anesthétique. Cette dernière particularité est due à une altération des nerfs cutanés.

L'anesthésie n'a pas d'ailleurs un rapport constant avec les taches, et on l'observe souvent dans les points où ces taches ont toujours fait défaut.

Chez plusieurs lépreux soumis à notre observation, au lieu d'une anesthésie, nous avons constaté, surtout au début de la maladie, une hyperesthésie des extrémités, qui les gêne horriblement ; le moindre mouvement, le moindre attouchement leur cause de vives douleurs, analogues à des piqûres d'épingles. Cette exagération de la sensibilité ne tarde pas à faire place à une insensibilité générale ou partielle. La peau peut présenter encore d'autres modifications; dans certains points, elle change d'aspect et devient lisse, luisante, comme huileuse; les plis se multiplient, l'épiderme diminue d'épaisseur, et les saillies papillaires sont moins nettes.

Nous donnerons l'explication de tous ces phénomènes en faisant la description de ce que nous avons observé sur des préparations microscopiques.

Il peut arriver que les taches fauves se recouvrent de petites vésicules qui se rompent en mettant à vif le derme ou en s'accompagnant d'une desquamation blanchâtre furfuracée.

La desquamation n'est pas liée à l'apparition des taches, car elle peut se montrer d'emblée sur les membres et sur le corps.

Toutes ces manifestations ont leur siége de prédilection à la partie externe des régions qu'elles occupent et sont d'autant plus accentuées que l'on se rapproche davantage des extrémités périphériques.

Ces affections s'accompagnent assez souvent de bulles de pemphigus discrètes et d'un volume variable, qui se déve loppent principalement au niveau des articulations, ainsi qu'à la région palmaire ou plantaire.

Elles apparaissent si rapidement, qu'une nuit suffit à leur éclosion. Si l'on vient à percer ces bulles, il s'en écoule un liquide visqueux, jaune-verdâtre, qui met à nu une surface ulcérée, rouge et superficielle, sécrétant un liquide sanieux, mélangé de globules de pus et de sang.

Le résultat de la concrétion de ce liquide est la formation de croûtes brunâtres, rugueuses et stratifiées par l'addition de couches successives se formant à la base d'implantation.

Ces croûtes peuvent revêtir toute espèce de forme.

En tombant, elles laissent une cicatrice dont la sensibilité varie avec le degré d'altération du derme. Cette cicatrice est blanche, lisse et recouverte habituellement de squames.

Chez tous nos malades, nous avons pu constater l'apparition de cette éruption pemphigoïde pathognomonique, sur laquelle Danielsen et Boeck insistent tant. Elle accompagne de préférence la forme anesthétique.

Quand les taches se sont développées sur des parties velues, comme les sourcils, les lèvres, le menton, le cuir chevelu, on voit bientôt ces annexes de l'épiderme subir des altérations de nutrition entraînant leur mortification dans un temps plus ou moins éloigné.

La lésion du bulbe pileux et de ses glandes rend les poils durs, secs, rugueux et cassants.

Cette perte des poils, et en particulier des sourcils, est bien connue des habitants où sévit la cruelle maladie dont nous nous occupons; ils ne s'y trompent pas et considèrent ce signe comme étant d'une grande valeur diagnostique.

Nous dirons, au chapitre de la physiologie pathologique, comment on peut expliquer les différents aspects que peut revêtir la peau.

Les taches apparaissent ou s'étendent ordinairement à la suite d'une vive émotion ou d'un refroidissement.

On constate souvent un léger mouvement fébrile au moment des poussées.

Le printemps, la chaleur, le changement de climats, les conditions hygiéniques meilleures peuvent les faire disparaître partiellement, sinon totalement; le derme, dans ce cas, reprend ses caractères à peu près normaux.

Quand la maladie fait des progrès, la peau s'altère dans son aspect et dans sa consistance; elle devient rugueuse, dure, puis s'épaissit par points ou par plaques pour constituer les tubercules; d'autres fois, devenue plus lisse, elle laisse voir, par transparence, le réseau circulatoire cutané.

Les *tubercules* se développent, non-seulement sur les parties déjà modifiées par les taches, les épaississements ou indurations, mais encore sur des parties jusque-là restées saines.

On voit de petites tumeurs surgir sur tous les points de la surface tégumentaire; cependant il est des régions qu'elles semblent habiter de préférence et où elles acquièrent leur maximum de développement; nous citerons, en première ligne, la figure et les mains.

Ces productions tuberculeuses varient beaucoup dans leur nombre, dans leur volume, dans leur forme et dans leur disposition.

D'abord limitées à quelques points sur la surface cutanée (la figure, le dos des mains), elles apparaissent insensiblement ou par poussées dans d'autres régions.

Leur dimension varie depuis celle d'une simple papule jusqu'à celle d'une grosse noisette.

Lorsque ces tumeurs atteignent un grand volume, c'est aussi souvent par la fusion de deux tubercules voisins que par le développement progressif d'un seul tubercule.

Leur forme est le plus habituellement circulaire, hémisphérique, plus ou moins élevée au-dessus des parties environnantes; la base de ces élevures est ordinairement large, et leur saillie augmente avec le temps.

On voit souvent les tubercules se grouper symétriquement (à la figure, par exemple). Les plis naturels de la peau, devenus plus profonds et le siége de suintements, séparent ces groupes de tumeurs. Par leur volume et leur forme polypeuse, les tubercules déforment et lobulent les parties qui en sont le siége (spécialement les oreilles et les paupières).

La peau voisine est tantôt souple, tantôt indurée.

Tel est le caractère des tubercules appelées dermoïdes par Bazin.

Une seconde variété est constituée par des tuméfactions profondes du derme et de sa couche sous-cutanée.

L'altération de la peau est toujours produite par la même

substance; mais son mode de développement n'a plus lieu de la même façon. L'infiltration s'étend dans certains cas en nappes, en produisant çà et là de légères saillies; d'autres fois, elle manifeste sa présence sous forme de tubercules bien limités.

Alors, la peau devient dure, résistante au toucher; on ne peut plus la plisser, et sa souplesse est perdue, comme dans la kéloïde ou la sclérodermie; de là le nom de sclérodermie lépreuse, donné par Bazin à ce caractère.

Les plaques sont souvent mal délimitées et se fondent insensiblement avec la peau saine.

Les mouvements des articulations, et des doigts en particulier, où la peau est appliquée sur les os, sont difficiles, pénibles et même quelquefois impossibles, quand la peau est prise dans toute son épaisseur.

Ces plaques sont tantôt sensibles à la piqûre, tantôt anesthétiques; en général, l'anesthésie ne se fait pas longtemps attendre; elle est en rapport constant avec le degré d'altération de la peau et, partant, des nerfs qui l'innervent.

La couleur de la peau, au niveau des points indurés, varie du rouge pâle au jaune et au bistre. La position du membre peut d'ailleurs changer cette coloration; ainsi, en laissant pendre le bras le long du corps, nous avons vu la main et les tubercules prendre un aspect livide, dû à la gêne de la circulation capillaire.

Un choc, une piqûre, le froid peuvent produire des extravasa sanguins sous-épidermiques, sans aucune tendance à la résorption.

La peau qui recouvre les tubercules est lisse, vernissée, parfois chagrinée, ridée, plissée, comme craquelée.

L'épiderme, quand il n'est pas normal, devient plus mince et s'exfolie par petites lamelles blanchâtres.

Un caractère qui est constant et surtout prononcé à la figure, c'est la grande vascularité de la peau au niveau de ces productions et à l'approche d'une poussée. Les vaisseaux, devenus variqueux et tortueux, se présentent sous forme de petites arborisations très-fines. Nous n'en ferons pas, comme Argilagos, une variété de léproïde, car cet aspect n'est dû qu'à un degré plus ou moins avancé d'altération des vaisseaux qui se laissent distendre par l'afflux sanguin.

Les tubercules ne s'affaissent pas sous la pression du doigt, qui ne fait qu'en atténuer la teinte. Leur consistance est particulière et rappelle un peu celle des tubercules du lupus, du mycosis ou de la syphilis. Les tumeurs lépreuses sont fermes, élastiques et un peu mobiles; d'autres fois, elles possèdent un aspect demi-gélatineux avec une légère transparence. Lorsque les cellules qui les composent sont en voie de destruction ou quand le travail ulcératif est sur le point de se déclarer, les tubercules deviennent mous et fluctuants.

A leur niveau, la sensibilité est émoussée ou abolie à un tel degré, qu'on peut les traverser, les piquer, les cautériser, les exciser, sans que le malade éprouve la moindre sensation. Nous avons connu des lépreux qui se cautérisaient eux-mêmes leurs plaques indurées.

Les douleurs spontanées sont assez rares; ce n'est qu'au début ou lors des poussées, qu'il peut y avoir quelques fourmillements passagers.

Dans certains cas, le derme seul est envahi par le processus morbide, qui forme alors des tumeurs mobiles bien limitées et séparées par des intervalles de peau saine; en d'autres cas la peau et le tissu cellulaire sous-cutané sont pris dans toute leur épaisseur et perdent leur mobilité.

Quelle est maintenant l'évolution de ces tubercules?

Leur développement peut être brusque et se faire par poussées, ou bien avoir lieu lentement, par la tuméfaction ou l'épaississement des macules. Ce travail est indolent ou accompagné de douleurs, de fourmillements ou de picotements.

Ces saillies, parvenues à une certaine dimension, peuvent

rester longtemps stationnaires, et alors, de deux choses l'une : ou bien la tumeur disparaît par résorption, ou elle s'ulcére et parcourt les phases de sa destruction, en laissant après elle une cicatrice caractéristique, que l'on retrouve quelquefois après la disparition des tubercules non ulcérés.

La rétrocession de ces tubercules est un fait très-remarquable et qui, dans certains cas, a pu en imposer et faire croire à une guérison.

Ils sont tout à fait indépendants par leur marche les uns des autres, et, pendant qu'on en voit croître et s'ulcérer, d'autres se résorbent en laissant une trace de leur passage.

La résorption, débutant ordinairement par le centre, leur donne une apparence ombiliquée.

L'ulcération qui succède soit à une bulle de pemphigus, à une cautérisation, à un abcès gangréneux, soit à la fonte ou régression de la matière tuberculeuse, à un choc, à une brûlure ou à une cause extérieure quelconque, revêt des caractères spéciaux sur lesquels nous insisterons tout particulièrement.

Ces diverses transformations sont le plus ordinairement accompagnées de symptômes généraux d'autant plus prononcés, que le nombre des tubercules en voie d'altération est plus grand.

Ce travail est annoncé par des frissons, de la fièvre, une céphalalgie intense avec soif vive et état saburral des premières voies. Ordinairement, il y a constipation, ou diarrhée, si l'individu est très-affaibli. En général, la diarrhée se lie à des altérations de la muqueuse intestinale.

Voici quels sont les caractères de ces ulcérations. Leur forme est variable et en rapport avec leur mode de production ; les bords, parfois taillés à pic, indurés, déchiquetés ou festonnés, peuvent être décollés, comme ceux des ulcères scrofuleux.

La plaie est profonde, quand elle est liée à une altération de l'os (phalange, sternum, os du pied) et superficielle, quand elle succède à la fonte d'un tubercule, à une brûlure ou à une bulle de pemphigus.

Son aspect diffère avec son siége et son ancienneté. C'est ainsi qu'il varie du pâle au rouge livide ou noirâtre. Le fond de la plaie peut être granulé et parsemé de petits points jaunes, comme dans les ulcérations de mauvaise nature.

Ces ulcères, qui sont la voie d'élimination de la matière infiltrant les tubercules, laissent échapper une sanie sanguinolente d'une grande fétidité.

La suppuration devient abondante, au moment des poussées tuberculeuses et des accès fébriles; puis elle cesse et donne naissance à des croûtes qui proviennent du dessèchement du pus, du sang et des détritus épithéliaux.

Ces croûtes, dont la coloration tient le milieu entre le noir et le jaune-verdâtre, sont, comme nous l'avons dit, rugueuses, mamelonnées, stratifiées, d'un volume et d'une forme variables.

C'est par la base qu'elles s'accroissent sans cesse, de sorte que, si elles ne tombent pas, elles peuvent ressembler à une petite corne (obs. 1).

Tantôt elles sont adhérentes par leur circonférence ; tantôt elles ne tiennent que par un point et se détachent facilement.

En pressant sur elles, on fait sourdre à leur base quelques gouttes de pus ou de sérosité.

Sous ces croûtes, Danielsen et Bœck ont constaté la présence d'acarus, dont ils ont voulu faire une variété particulière de lèpre ; tandis que pour Bazin ce n'est autre chose que l'acarus scabieï; nous ne nous étendrons pas davantage sur ces faits que nous n'avons jamais été à même d'observer sur nos malades.

L'ulcération, après avoir détruit la peau, le tissu cellulaire sous-cutané, gagne les parties plus profondes, telles que les tendons, les muscles et les os. Les diverses articulations peuvent devenir le siége de gonflements auxquels succèdent des ulcérations qui détachent des doigts, des organes et même des membres tout entiers.

Ces plaies se développent de préférence aux mains, aux pieds, au nez, aux oreilles, etc.

Leur étendue varie d'un centimètre carré à de grandes surfaces (au dire des auteurs); chez nos malades, les larges ulcérations n'ont été le résultat que de la cautérisation par un corps brûlant, dont les malades n'avaient pas eu conscience, par suite de leur insensibilité.

Les larges ulcères, à bords festonnés, font voir manifestement qu'ils sont dus à la réunion d'un grand nombre de plaies primitives.

Parmi ces ulcérations, dont l'origine est loin d'être uniforme, les unes guérissent, après une série de cicatrisations imparfaites ; d'autres persistent et contribuent à engendrer des désordres sur lesquels nous nous arrêterons bientôt.

Leur durée varie de quelques jours à quelques mois ; parfois, mais plus rarement, elle s'étend au-delà d'une année.

Nous en avons vu un exemple chez un malade de l'hôpital Saint-Louis, qui portait une ulcération en forme de mal perforant ; cette ulcération, après avoir détruit les parties superficielles, s'était attaquée aux os que l'on sentait à nu par le stylet. Malgré tous les moyens mis en usage, la cicatrisation n'a pu être obtenue, et la fistule laisse écouler une sérosité qui tache le linge en jaune sale et laisse sortir de temps en temps des détritus de la phalange.

La tumeur lépreuse, si elle est soustraite aux influences extérieures, telles que le froid, l'humidité, les contusions, etc., n'a pas une grande tendance à s'ulcérer. Mais une fois l'ulcération établie, il est difficile d'arriver à la cicatrisation, même en employant tout ce qui est considéré comme susceptible de réveiller la vitalité de ces surfaces devenues parfois insensibles.

D'ailleurs elles se comportent comme les eschares qui

se développent chez les gens atteints d'une affection nerveuse (myélite par exemple).

Quand la guérison arrive, ce qui est rare, long et difficile à obtenir, il se forme une cicatrice d'un gris blanchâtre, un peu enfoncée, plus ou moins régulière, qui affecte un rapport constant avec l'ulcération primitive et son degré de profondeur. Elle est composée d'un tissu inodulaire qui peut, par un développement exagéré, faire saillie et présenter l'apparence d'une kéloïde. L'aspect et la forme de ces cicatrices sont si variables que nous ne pouvons qu'indiquer leurs caractères généraux.

L'odeur du pus et des matières en décomposition dans le foyer de l'ulcère lépreux, est très-pénétrante et a été regardée, par certains médecins, comme une cause de contagion.

Ces sécrétions purulentes ne rappellent en rien l'odeur de celles du cancer ; elles ont une fétidité particulière qui impressionne désagréablement la pituitaire, quand on entre dans l'appartement d'un lépreux. Elles tachent tout ce qu'elles touchent, et empèsent le linge. Aussi doit-on veiller à ce que la plus grande propreté règne dans tous les objets de pansement et à ce qu'ils soient renouvelés fréquemment, si l'on ne veut pas que les malades vivent au milieu d'un foyer d'infection.

Nous étudierons plus loin la façon dont se comporte la maladie pour éliminer les membres au niveau des articulations et le mode d'ulcération des muqueuses, qui sont envahies plus tardivement que la peau.

Nous avons fait remarquer que les tubercules se développaient principalement dans les régions riches en capillaires, nez, joues, front, oreilles, pénis, scrotum, vulve, etc. Ce développement est quelquefois si grand, qu'il donne une apparence hideuse et terrible à la physionomie du malade qui les porte. Cet aspect a reçu différents noms qui caractérisent la forme et la disposition des tubercules ;

c'est ainsi que l'on a employé les dénominations de Léontiasis, de Satyriasis, pour rappeler ces états.

Ces tubercules ne laissent pas que d'altérer les manifestations sensoriales et les annexes de l'épiderme. Nous allons passer successivement en revue ces diverses altérations, à commencer par les ongles qui sont, de tous les produits épidermiques, les premiers atteints.

Les changements d'aspect des ongles et des poils son notés dans toutes les observations; voici ce que nous avons pu constater par nous-même.

Le point de départ de la destruction de l'ongle peut être un petit tubercule, qui débute ordinairement au centre, soulève l'ongle et le déforme. Si la matrice se trouve absorbée par le tubercule, l'ongle sécrété devient épais, rugueux, fendillé et jaunâtre. Dans certains cas, la transparence permet d'assister à l'évolution de ce tubercule, qui va s'ulcérer.

L'ulcération, une fois produite, détruit la matrice (nous en dirons le mécanisme à propos de l'anatomie pathologique), dont les bords se rapprochent de plus en plus. L'ongle détruit devient écailleux, se soulève par petites lamelles blanchâtres ou noirâtres, sans vitalité, qui ne tiennent plus que par un point de leur circonférence et que l'on peut détacher facilement. D'autres fois, c'est par un véritable onyxis que débute l'affection; la cohésion des ongles diminue, ils perdent leur poli, deviennent rugueux, noirâtres, et, si l'on presse leur surface libre, une sérosité rougeâtre mêlée de pus s'écoule sur les bords. L'ongle finit par tomber, et la portion de matrice restée saine peut continuer à produire des vestiges d'ongles qui se recourbent en forme de griffe, jusqu'à ce qu'une nouvelle poussée tuberculeuse vienne détruire le peu qu'il en reste.

Cet onyxis, que Duchassaing a appelé spiloplastique, débute en général par les pieds.

Une fois détruits en entiers, ils ne repoussent plus, et le

doigt prend la forme d'une massue, en conservant une cicatrice à la place de l'ongle. . .

Les poils participent aussi à la dégénérescence de la peau ; ils sont clair semés dans les points où se sont montrées des indurations ou des taches ; mais cependant les cheveux et la barbe paraissent mettre un obstacle à la marche envahissante de la maladie, et, dans les points très-velus, les tubercules se montrent rarement et tardivement.

Argilagos a voulu faire de ce caractère une variété particulière de léproïde ; c'est à tort, selon nous, parce que c'est une lésion secondaire qui n'est pas spéciale à la lèpre, mais qui se retrouve chaque fois que les bulbes pileux sont en voie d'être détruits par une cause quelconque.

Les poils implantés sur les taches ou les tubercules peuvent changer de coloration et d'aspect ; c'est ainsi qu'ils présentent des renflements en chapelets, qu'ils deviennent rugueux, secs et cassants et finissent par tomber , les bulbes pileux étant pour ainsi dire absorbés par la production cellulaire de nouvelle formation.

L'alopécie lépreuse se montre de préférence sur les sourcils, le bord libre des paupières, le menton, les lèvres, les aisselles, les jambes et le dos des mains; elle est moins portée à se généraliser que l'alopécie syphilitique.

Dans la lèpre, tant que la peau est saine, les poils n'ont rien d'anormal, ni dans leur volume, ni dans leur coloration.

En même temps que les poils s'altèrent, les glandes sudoripares se détruisent également; néanmoins, comme le siége des glandes sudoripares se trouve profondément situé dans la peau, il en résulte que les poils sont déjà malades, alors que les glandes sudoripares fonctionnent encore. On voit, sur certaines préparations, le haut des canaux sudoripares d'une façon nette, tandis que la partie inférieure de ce canal voisin de la portion sécrétante n'existe plus et a été envahie comme le reste de la glande par le produit d'infiltration de la peau.

On conçoit donc facilement que, l'organe étant détruit, la fonction cesse ; la peau devient sèche ; l'épiderme, n'étant plus baigné par la sueur et la matière sébacée, devient plus brillant, plus rugueux et s'enlève par petites écailles fines, sèches et cassantes.

Les annexes des bulbes pileux, c'est-à-dire ces petits muscles chargés de redresser le poil et de comprimer les glandes, sont aussi détruits, et le phénomène dit chair de poule ne peut plus se produire.

Les quelques glandes sudoripares intactes et qui peuvent encore fonctionner, sécrètent une sueur qui exhale une odeur de souris.

Les follicules sébacés, qui sont très-abondants à la figure et particulièrement sur le nez, empruntent au début une activité particulière à la vascularisation de la peau.

La sécrétion de ces glandes se fait avec plus d'abondance qu'à l'état normal et donne naissance à l'acné sébacée fluente, qui forme une couche luisante sur les parties de la peau riches en follicules, ou l'acné punctata, si cette sécré tion moins abondante se concrète dans les conduits excréteurs de la glande. La peau, en ces points, devient chagrinée et rugueuse comme celle d'une orange. Par la pression, on fait sortir la matière sébacée concrète, sous forme de petits cylindres blancs, dans lesquels nous n'avons jamais trouvé de demodex.

La maladie ne se borne pas à exercer ses ravages sur le système tégumentaire ; car elle envahit les autres organes. Les muqueuses présentent des phénomènes analogues à ceux de la peau, mais le début de ces phénomènes est plus tardif.

Cproce essus pathologique commence par des taches qui, du rouge pâle, peuvent passer au bistre. Bientôt des tubercules se développent et s'ulcèrent. On prévoit facilement les graves conséquences que peuvent entraîner ces ulcérations. Nous nous en occuperons au chapitre des complications.

Pour mettre plus d'ordre dans notre description, nous allons examiner chacun des appareils l'un après l'autre et nous dirons quelles sont les lésions que l'on y rencontre et sous quelle forme on les y trouve.

Nous commencerons par la muqueuse buccale qui est l'une des premières prises. Son altération débute par des taches de coloration variable, passant souvent inaperçues, qui siégent sur la ligne médiane de la voûte palatine. Ces macules se boursouflent et deviennent ainsi le point de départ de plaques indurées plus ou moins volumineuses situées de préférence sur la ligne médiane; le voile du palais lui-même s'infiltre, devient raide et impropre à fermer l'ouverture des fosses nasales, ce qui explique le retour des aliments et boissons par le nez. Si l'on vient à promener le doigt sur cet organe, on ne le sent plus lisse comme à l'état normal, mais au contraire rugueux et mamelonné.

Les gencives deviennent fongueuses et saignent à la moindre pression; les dents sont déchaussées et recouvertes à leur racine de tartre, qui contribue à entretenir l'état fongueux des gencives.

Les tubercules de la voûte palatine sont bientôt suivis d'ulcérations rebelles qui détruisent la muqueuse, arrivent à l'os qu'elles nécrosent et perforent, en faisant communiquer la cavité buccale avec les fosses nasales. Ces ulcérations sont tantôt arrondies et tantôt ovalaires, à grand axe, dirigées d'avant en arrière. Les bords sont élevés, durs et légèrement décollés; le fond de l'ulcère ou de la perforation est quelquefois difficile à voir, parce qu'il est caché par les bords.

Les lèvres participent aussi à tous ces dégâts; elles sont tuméfiées et doublent quelquefois de volume : c'est à peine si le malade peut leur faire exécuter des mouvements, quand elles sont infiltrées dans leur totalité. Lorsque les tubercules situés aux commissures viennent à s'ulcérer, on pourrait facilement les confondre avec des plaques muqueuses, si les autres symptômes ne venaient éveiller l'attention. Outre ces changements dans leur volume et leur forme, les lèvres sont violacées et sillonnées de petits vaisseaux variqueux, ou recouvertes de croûtes noirâtres consécutives à l'érosion des indurations.

La langue est envahie plus tardivement ; les tubercules se montrent de préférence sur la face dorsale et sont séparés par des sillons profonds. Le goût est dans un rapport constant avec l'ulcération des papilles gustatives, qui sont plus ou moins détruites par les tubercules ou les ulcérations. L'articulation des sons devient gênée par la raideur inaccoutumée des lèvres et de la langue.

La langue peut être détruite en partie ou en totalité (si l'art n'intervient pas), par le progrès des ulcérations sécrétant un ichor qui donne à l'haleine une odeur fétide et repoussante. D'autres fois, il se fait sur toute la surface de la langue une desquamation épithéliale qui rend très-douloureux le contact des aliments solides avec les papilles ainsi mises à nu.

La salivation devient très-abondante et épuise le malade. On trouve, au microscope, dans les crachats, des cellules épithéliales, des globules sanguins et des globules de pus, ainsi que d'innombrables granulations.

Toutes ces altérations de la muqueuse constituent une véritable stomatite lépreuse qui gêne plus les malades qu'elle ne les fait souffrir.

La face inférieure de la langue, plus rarement recouverte de tubercules, offre un développement variqueux des veines de la muqueuse que l'on aperçoit très-bien par transparence.

Ces désordres se propagent de proche en proche dans le pharynx et de là dans le larynx.

Les tubercules gagnent les replis glosso-épiglottiques et

l'épiglotte qui s'ulcérera bientôt sur ses faces et sur ses bords.

Dans le larynx, comme on a pu le constater sur le vivant, par l'examen laryngoscopique, on voit apparaître des taches, puis des tubercules sur l'épiglotte et les cordes vocales. L'épiglotte s'épaissit, perd de son élasticité et ne ferme plus aussi complétement le larynx, ce qui explique les accès de toux dont les malades sont pris après l'ingestion des liquides. Les cordes vocales, durcies et ulcérées, ne peuvent plus vibrer, d'où raucité dans la voix, cornage, sifflement, inspiration gênée et expiration relativement plus facile.

Les ventricules de Morgagni eux-mêmes disparaissent par suite du comblement de leur cavité par la muqueuse soulevée et infiltrée de productions lèpreuses. Les pièces résistantes du larynx, attaquées par les ulcérations et détruites en totalité ou en partie, finissent par être éliminées petit à petit.

Les replis aryténo-épiglottiques sont fréquemment le siége d'œdème qui entraîne des accès de suffocation, sur lesquels nous reviendrons à propos des complications ayant trait au larynx.

On comprend qu'avec tous ces désordres, la voix, de rauque au début, finisse par s'éteindre complétement: *vox catullina,* a dit un auteur.

Pour en finir avec l'appareil respiratoire, nous devons parler du nez, qui devient large, épaté, tuberculé, à narines épaissies ou détruites partiellement. La pituitaire, dépourvue par places de son épithélium, est parsemée de taches rouges, de plaques tuberculeuses, molles, ulcérées çà et là et donnant écoulement à une sérosité abondante, à des *épistaxis très fréquentes* et quelquefois difficiles à arrêter (Obs. 1). Les ulcérations qui siégent sur la cloison ne tardent pas à la perforer et à faire communiquer, par une large ouverture, les deux orifices des fosses nasales.

D'autres fois, ces désordres locaux, au lieu de gagner en

profondeur gagnent en surface et se recouvrent de croûtes dures et sèches, saignant facilement et obstruant presque complétement la cavité des fosses nasales. Les ulcérations sises sur le plancher des fosses nasales peuvent ronger le maxillaire et établir une fistule avec la cavité buccale ; mais ce cas est plus rare que la fistule qui a succédé à l'altération de la muqueuse palatine. Ce n'est que plus tard que le nez peut exceptionnellement être détruit.

La faculté olfactive se perd de très bonne heure ; ce qui est dû à la destruction plus ou moins complète de la membrane de Schneider, et, en outre, au rétrécissement des narines et des sinus, car le travail pathologique peut se porter sur toute l'étendue de la muqueuse.

Nous avons déjà parlé, en faisant la description de la face, des paupières qui deviennent volumineuses, indurées et recouvertes de tubercules saillants, en forme de polypes, qui parfois ne permettent plus leur occlusion et provoquent ainsi des kératites, des conjonctivites, des blépharites ciliaires ou même des inflammations profondes de l'œil.

La cornée ne tarde pas à être envahie de proche en proche par les tubercules qui se montrent à son insertion scléroticale. Une teinte blanchâtre, analogue à celle du cercle sénile des vieillards, se développe à sa circonférence (Obs. 1).

La conjonctive revêt, dès le début, une teinte particulière analogue à celle des taches de la peau et présente une grande vascularité.

Dans la suite, de petits tubercules s'étalent à sa surface en produisant un chémosis ou un iritis qui peut compromettre sérieusement la vue.

La cornée subit des changements tellement profonds dans sa nutrition, qu'elle finit par se dépolir, par s'ulcérer et quelquefois même par se perforer en laissant échapper les humeurs de l'œil.

Nous ne faisons qu'indiquer ces accidents, qui devront être surveillés avec attention, si l'on ne veut pas qu'ils entraînent la perte de l'organe de la vision.

L'ouïe est de tous les organes des sens celui qui subit le moins d'altérations. L'oreille externe seule peut acquérir un volume énorme par le groupement des tubercules à la surface du pavillon.

La sensibilité tactile est tantôt exaltée, émoussée ou complétement détruite avec les organes spécialement affectés à ce sens. Nous reviendrons sur ces particularités en traitant l'anatomie pathologique.

L'atrophie succède presque toujours à la paralysie ; les éminences thénar et hypothénar s'atrophient ainsi que les intérosseux palmaires. Les doigts se déforment, soit consécutivement aux altérations des os et de la peau, soit à la suite des rétractions musculaires qui font prendre à la main la forme d'une griffe. La paralysie et l'atrophie ne se bornent pas seulement aux muscles de la main les premiers envahis; car ceux de l'avant-bras, du tronc, des jambes et des pieds participent à ces lésions (Ex. Obs. 1).

Les ulcérations qui siégent au niveau des jointures des doigts s'arrêtent rarement à la peau. L'articulation devient le siége d'un gonflement qui finit par disparaître devant les progrès de l'ulcération, laquelle gagne tous les jours en profondeur, et détache la phalange après avoir détruit les ligaments et les cartilages.

D'autres fois, la phalange est nécrosée en partie et peut faire saillie au milieu des chairs rétractées. Godard en cite des exemples dans son ouvrage.

L'os présenterait, dans sa partie spongieuse, les altérations que l'on trouve dans l'ostéite raréfiante. Nous n'avons pas été à même de contrôler ces indications.

Si le processus pathologique porte sur les surfaces articulaires des phalanges, celles-ci peuvent s'ankyloser ou se détacher les unes après les autres. Mais on a remarqué que cette élimination était plus fréquente dans la forme dite anesthétique que dans la forme dite tuberculeuse.

La mortification du tissu osseux n'affecte pas seulement les petits os; car on a pu voir se détacher des os du carpe, du tarse et même des portions de membres, ou des membres entiers, exactement de la même manière.

La lèpre, après avoir exercé ses ravages sur la surface du corps, s'attaque aux organes internes et aux sources de la vie. Toutes les fonctions s'altèrent. La respiration devient de plus en plus gênée ; l'hématose ne se fait qu'imparfaitement, par suite de l'obstacle à l'entrée de l'air dans les poumons; le sang change de composition ; la nutrition des tissus devient incomplète et le malade tombe dans le marasme, s'il n'est enlevé par une complication survenue, soit du côté de l'arbre aérien, soit du côté du tube digestif dont les fonctions subissent des troubles profonds.

Dans plusieurs faits, nous avons vu une diarrhée rebelle être le phénomène ultime de la vie (Obs. 1).

Symptômes généraux. — Pendant longtemps, la lèpre ne se traduit par aucun trouble fonctionnel important; ce n'est qu'à la fin de la maladie, que les symptômes généraux viennent attester l'altération des différents appareils de l'organisme. Nous allons brièvement les passer en revue.

L'habitus extérieur se modifie ; la physionomie du malade revêt un caractère étrange et prend un aspect hideux et repoussant, par suite du volume des lèvres, de l'épatement du nez, de la tuméfaction des paupières et de la perte des sourcils; assez souvent, il ressemble à un animal, ainsi que le prouvent les expressions usitées chez les auteu rsanciens.

Le volume de certaines parties, comme le nez, les lèvres, les oreilles, les mains et les pieds, peut être augmenté dans la forme dite tuberculeuse ; dans la forme anesthétique, au contraire, les muscles s'atrophient beaucoup plus vite que dans la précédente, et les malades s'amaigrissent considérablement.

Nous avons insisté sur la coloration de la peau ; nous n'y reviendrons donc plus.

La température n'offre rien de bien particulier à noter. Dans certains cas, elle est diminuée; d'autres fois, augmentée, surtout au moment des poussées : le thermomètre peut monter jusqu'à 42°.

Au début, il n'y a pas de troubles digestifs notables : chez tous les malades que nous avons été à même d'examiner, l'appétit était conservé et les digestions se faisaient bien. L'état de la langue, entravée dans ses mouvements par l'infiltration tuberculeuse, devient un obstacle à l'accomplissement de la mastication et de la déglutition des substances solides, en particulier. Les malades dépérissent faute d'une nourriture suffisamment réparatrice.

L'embonpoint persiste bien plus longtemps dans la forme tuberculeuse que dans la forme anesthétique ; mais, par la généralisation des tumeurs et les progrès du mal, la cachexie devient extrême, et, sur les derniers temps, se déclare souvent une diarrhée incoercible, acccompagnée de melœna lié à l'ulcération de l'intestin et à l'exhalation sanguine qui se fait à la surface des plaies.

Nous avons vu que le goût avait, à peu près, disparu avec l'invasion des tubercules.

Certains malades sont sujets à des rapports incessants et à une soif continuelle, ainsi que le rapporte Bruce dans ses observations faites sur les lépreux de l'Abyssinie.

La circulation est peu troublée et les complications cardiaques sont bien plus rares que celles qu'on observe au poumon ; c'est à peine si l'on note, au moment des poussées tuberculeuses, un léger mouvement fébrile ; aussi doit-on soupçonner une complication quelconque, lorsqu'on trouve une accélération un peu notable du pouls.

L'altération du sang s'est révélée à nous, pendant la vie,

par un léger bruit de souffle anémique à la base du cœur et dans les vaisseaux du cou.

A l'examen microscopique, les globules rouges n'offrent pas de changements bien manifestes dans leur forme ni dans leur couleur; toutefois, les globules blancs nous ont paru en plus grande quantité qu'à l'état normal.

Les urines examinées dans diverses circonstances contenaient, surtout dans les derniers temps de la maladie, de l'albumine et des cellules épithéliales, en plus ou moins grande abondance; ce qui est d'accord avec les lésions microscopiques des reins. Il n'y avait pas de trace de sucre. Parfois les urines sont jumenteuses et troubles; quelquefois, au contraire, claires et aqueuses.

La menstruation est presque toujours irrégulière; elle peut cesser entièrement avec les progrès du mal et même ne jamais apparaître, si la maladie s'est déclarée dans l'enfance.

La lèpre est souvent un obstacle au développement de la puberté chez l'homme et chez la femme, et produit quelquefois, chez le premier, l'impuissance, en atrophiant ses testicules.

Au début, les lépreux sont presque tous affectés de priapisme ; ainsi se manifeste le travail pathologique qui se fait dans les testicules; l'atrophie de ces organes entraîne la perte des fonctions et du sens génésique vers la fin de la maladie.

Godard donne, dans son ouvrage (Egypte et Palestine), d'intéressants détails sur la vie des lépreux. Il nous apprend que les lépreux dans ce pays se marient entre eux, et que 400 piastres suffisent pour acquérir une femme lépreuse. Ces femmes font rarement des enfants et servent plutôt de domestiques aux lépreux qu'elles ne deviennent leurs compagnes.

La respiration est, de toutes les fonctions, la plus souvent compromise, et celle dont les phlegmasies, fréquemment mortelles, viennent mettre un terme aux souffrances des malades.

La voix est presque éteinte par suite de la tuberculisation du larynx et des cordes vocales en particulier, dont l'hypertrophie ne laisse qu'un très petit orifice à l'arrivée de l'air dans les poumons. L'obstacle à l'entrée de l'air est quelquefois si grand, qu'on est dans la nécessité de pratiquer la trachéotomie, si on ne veut pas voir le malade succomber aux progrès de l'asphyxie.

Les replis arythéno-épiglottiques infiltrés de la substance qui constitue les tubercules, peuvent, à la suite d'un refroidissement, devenir le siége d'un œdème considérable qui entraîne quelquefois la suffocation, puis la mort.

Il arrive aussi que la muqueuse bronchique s'enflamme par la genèse et l'ulcération des tubercules.

Les changements brusques de température sont la cause ordinaire de la gêne de la respiration : aussi doit-on redouter le catarrhe bronchique, dont les sécrétions s'opposent à la pénétration de l'air dans les poumons ; le moindre refroidissement développe alors un point pleurétique ou pneumonique.

Nous avons déjà parlé, dans le cours de cette description, des altérations de la sensibilité et des perversions du tact et des autres sens, phénomènes de la plus haute importance.

Il ne nous reste plus qu'à signaler ces atrophies musculaires progressives, qui débutent presque toujours par les éminences thénar et hypothénar, pour gagner les espaces inter-métacarpiens, même les muscles des membres et du tronc et entraîner, à leur suite, ces pertes de mouvements qui rendent le lépreux impotent et incapable de porter ses aliments à la bouche.

L'atrophie est parfois précédée d'une paralysie qui peut s'étendre de la main au bras et même à une moitié du corps (Obs. 1).

Les pertes de la sensibilité et du mouvement rendent

compte des énormes brûlures qu'ils se font à chaque instant sans en avoir conscience (Obs. 1).

Certains muscles de la figure peuvent être aussi paralysés et faire croire à une paralysie faciale.

Notre première observation offre un exemple de ces nombreuses paralysies avec atrophie s'étendant à presque tous les muscles et donnant à un jeune homme de 20 ans l'apparence d'un enfant de 10 à 12 ans, tant son système musculaire s'était peu développé. Elles s'accompagnent souvent d'insomnies, de contractures, de douleurs suivant le trajet des nerfs et de sensations de chaleur et de picotements le long de la colonne vertébrale.

Sur le malade de l'observation n° 1, on pouvait constater, sur le trajet des nerfs cutanés des cuisses, de petites tumeurs sous-dermiques légèrement douloureuses à la pression.

A certains moments, il existait, sur tout le parcours de ces nerfs, des douleurs violentes, lancinantes, ostéocopes, semblables à celles de la névralgie sciatique, qui étaient sous la dépendance de la périnévrite chronique dont ce nerf était le siége.

L'électricité donne, selon les régions, des contractions d'intensité variable et en rapport avec le degré d'atrophie des muscles, qui subissent la dégénérescence graisseuse.

D'autres fois, la force musculaire se conserve assez longtemps, surtout dans la forme tuberculeuse.

Ces paralysies, qui sont sous la dépendance d'une altération des nerfs, n'arrivent qu'autant que la nutrition du système nerveux a subi une atteinte profonde.

L'atrophie partielle des muscles, partant presque toujours des extrémités pour se rapprocher et gagner lentement le tronc, coïncide avec la distribution des nerfs altérés ; elle est aussi d'autant plus avancée qu'ils sont plus malades.

Ce défaut de nutrition porte non-seulement sur les nerfs,

mais encore sur les extrémités des membres, dont l'élimination peut se faire sans retentissement sur l'organisme. Les malades meurent pour ainsi dire par morceau et petit à petit, et assistent à la destruction de leur corps avec la plus complète indifférence.

Parfois aussi, ces éliminations sont accompagnées d'une réaction et d'un travail phlegmasique, qui occasionne de violentes douleurs, des frissons, une fièvre intense et un affaiblissement considérable.

Chez tous nos malades, nous avons pu constater une grande tendance au sommeil et au repos : toute activité intellectuelle ou physique les abat de suite. Les lépreux sont généralement tristes, irascibles ou méfiants, et sont quelquefois sujets à des insomnies pénibles accompagnées de frayeurs et de cauchemars; des désirs lascifs inaccoutumés et au-dessus de la force nécessaire à leur satisfaction assiégent dans certains cas leur esprit.

L'intelligence conserve son intégrité presque jusqu'à la fin de la maladie : cependant elle peut faiblir à la dernière période.

Les centres nerveux sont toutefois beaucoup plus gravement compromis dans la forme anesthétique que dans la forme tuberculeuse.

CHAPITRE II.

MARCHE ET DURÉE DE LA MALADIE.

Début. — Les premières manifestations de la lèpre surgissent au milieu d'un état de santé satisfaisant, en apparence du moins. Cependant, dans plusieurs cas, elles ont été précédées d'une période prodromique (accusée par les malades intelligents), qui malheureusement n'attire pas assez l'attention ni des malades ni des médecins et sur laquelle M. Hillairet a surtout insisté. Ces prodrômes consistent : dans une lassitude avec raideur, abattement et sentiment de pesanteur des membres. La fatigue arrive très-vite ; et tout ce qu'ils font, ils l'accomplissent avec langueur et découragement. On a noté aussi un penchant irrésistible au sommeil et une inaptitude intellectuelle pour tout genre de travail. Les malades ont une expression de tristesse et une tendance à la solitude. Des douleurs vagues se font sentir dans les membres, et des frissons périodiques parcourent tout le corps. Souvent aussi on a remarqué des accès fébriles mal réglés et sur lesquels le sulfate de quinine est presque impuissant.

Une véritable dyspepsie et des perturbations menstruelles ont été mentionnées, dès le début, chez la femme.

D'accord avec les auteurs tels qu'Alibert, Bazin et Hardy, nous considérerons dans la succession à peu près régulière des diverses lésions cutanées, quatre phases ou périodes.

On a, mal à propos, selon nous, décrit les principales métamorphoses, comme des espèces différentes ; car il est très fréquent de les rencontrer sur le même sujet, s'il vit assez longtemps. C'est ce que nous avons vu chez les lépreux dont nous rapportons les observations.

Première phase. — Les malades ne font souvent pas attention aux prodrômes que nous venons d'énumérer et viennent consulter le médecin, quand, déjà depuis longtemps, ils sont porteurs de taches ou de points anesthésiques passés inaperçus, surtout quand le siége de ces taches est recouvert de vêtements. A cette période on constate des plaques de couleur variable, rouges (mal rouge de Cayenne), fauves, blanches, disséminées ordinairement dans plusieurs régions du corps, quelquefois limitées à une seule. Ces manifestations s'accompagnent toujours de chaleur à la peau et de démangeaisons. L'éruption, presque toujours sèche, peut devenir squameuse et ressembler à du pytiriasis (léproïde furfuracée squameuse de Bazin). Cette léproïde se rencontre indifféremment dans la forme tuberculeuse et anesthétique.

Les taches du début se montrent par poussées et disparaissent quelquefois en un point pour reparaître ailleurs; d'autres fois elles cessent complètement. Nous avons dit, en faisant l'énumération des symptômes, qu'elles s'accompagnaient d'anesthésie, phénomène d'une importance capitale qui met immédiatement sur la voie du diagnostic ; nous avons fait aussi remarquer qu'il n'était pas rare de trouver, au début de l'hyperesthésie, à la surface des taches et parfois dans une étendue considérable ; mais cet état dure peu de temps et cède ordinairement la place à l'anesthésie.

Après une durée variable, on voit apparaître des éruptions bulleuses, qui font une rapide évolution et se montrent de préférence sur les genoux, la plante des pieds, la paume des mains.

Dans cet état de choses, la maladie peut rester stationnaire pendant des mois, des années ; le malade est rassuré jusqu'à ce qu'une recrudescence le plonge de nouveau dans la tristesse.

Ces bulles de pemphigus, que nous avons constatées chez tous nos malades et qui accompagnent surtout la forme anesthétique, ne sont pas les seules manifestations que l'on rencontre à cette période ; car on a signalé des éruptions vésiculeuses et furonculeuses.

Si la maladie se déclare chez un enfant, le développement du corps et des différents organes où se révèlent les signes de la puberté, s'arrête ; on voit les poils s'altérer dans leur coloration, dans leur forme et finalement tomber.

La peau commence à s'épaissir et à prendre l'aspect luisant et lisse que nous avons noté au chapitre des symptômes. Jusque là, la santé générale n'a encore subi aucune atteinte grave, malgré la persistance de quelques troubles fonctionnels légers.

Deuxième phase. — C'est l'époque de la maladie où la peau revêt les changements les plus remarquables et les plus caractéristiques. Elle s'épaissit de plus en plus, devient lisse en certains points ; l'épiderme s'atrophie et laisse voir le réseau circulatoire cutané (varices capillaires). L'épaississement de la peau se fait tantôt en plaques, tantôt sur un point déterminé, pour constituer alors lès tubercules dermoïdes.

Ce développement des tubercules se montre aussi sur les muqueuses nasale, buccale, pharyngée et du larynx. La vue baisse, l'odorat et le goût se perdent, la voix s'altère, enfin les complications pulmonaires et laryngées se déclarent.

Les tubercules, par leur groupement, déforment les organes et donnent au visage ces singuliers aspects que nous avons déjà décrits.

Des productions semblables à celles de la figure et des mains, se forment peu à peu sur le reste du tégument externe et même sur le tégument interne ; puis au bout d'un certain temps il se fait une ulcération. C'est aussi à cette période que les malades signalent l'affaissement et même la disparition de tubercules qui laissent des vestiges de leur passage.

Troisième phase. — Les ulcères se montrent surtout à cette période. Nous ne rappellerons pas leurs caractères et leur mode de formation, sur lesquels nous avons si longuement insisté, tant en ce qui concerne la peau que les muqueuses.

L'économie tout entière est frappée par une cause morbide qui nous échappe encore, mais qui produit, en même temps que tous ces phénomènes extérieurs, une altération *totius substantiæ*, un état dyscrasique du sang, qui se révèle à nous par les signes d'une cachexie prononcée.

C'est aussi à cette période, que le tissu osseux participe aux progrès de la maladie, en se nécrosant et en s'éliminant partiellement.

Les muscles s'atrophient progressivement, à commencer par ceux des mains, des bras et des jambes pour gagner ceux du tronc. Cette particularité arrive quelquefois dès le début.

Quatrième phase. — C'est la période de cachexie progressive, pendant laquelle toutes les lésions mentionnées ci-dessus font des progrès rapides, amaigrissant l'individu et pendant laquelle aussi apparaissent les troubles gastro-intestinaux dus à la propagation de la maladie sur les viscères.

Le larynx est de plus en plus envahi et rétréci ; la voix s'éteint ; les complications inflammatoires de cet appareil se succèdent et finissent par entraîner la mort, si une diarrhée incoercible, analogue à celle qui s'est déclarée chez notre jeune malade, ne survient comme phénomène ultime.

Hâtons-nous de dire, toutefois, que les périodes désignées dans notre esquisse, ne sont point aussi tranchées qu'on pourrait le supposer. Nous avons voulu indiquer la succession régulière des manifestations cutanées, par lesquelles se traduit habituellement la lèpre. On peut voir coexister, à la dernière période, sur le corps des malades, tous les accidents que nous avons vus aux différents stades et même une disparition des tubercules.

En résumé, la lèpre présente une marche constamment progressive ; mais avec des intermittences, des temps d'arrêt et parfois des rétrocessions qui ont pu faire croire à une guérison.

Durée — D'après ce que nous venons de dire, on soupçonnera que la durée de la lèpre doit être longue ; toutes nos observations en sont une preuve. Cette durée varie, du reste, avec la forme ; la lèpre , dite tuberculeuse est plus persistante que celle de forme anesthétique.

L'hygiène et les soins sont pour beaucoup dans la durée de la maladie : ainsi Godard qui a observé un grand nombre de lépreux dans ses voyages, prétend qu'ils ne vivent pas longtemps et meurent presque tous victimes d'une complication accidentelle.

Plus la maladie se développe de bonne heure, plus son pronostic est défavorable.

Nous constatons rarement, en France, la marche rapide de cette maladie, parce que cette rapidité est due en grande partie à des influences climatériques et somatiques, auxquelles sont soustraites les lépreux que nous avons à examiner, et d'autre part parce qu'ils sont dans de meilleures conditions de traitement.

D'après Danielsen et Bœck, le chiffre moyen de la durée de la maladie a été de neuf ans et demi pour la forme tuberculeuse et de dix-huit ans et demi pour la forme anesthétique. Brassac cite même des exemples de lèpre ayant duré vingt, trente ans et même plus.

La *terminaison* par guérison complète, a été jusqu'à ce jour des plus rares, et les exemples qu'on en a cités n'ont pas été suivis pendant assez longtemps, pour que l'on puisse compter sur une telle éventualité.

La terminaison par la mort est malheureusement trop fréquente et arrive par les progrès incessants de la maladie, par la destruction d'organes importants, ou à la suite de désordres résultant d'une autre maladie purement accidentelle.

Pronostic. — Cette maladie est toujours sérieuse, tant à cause de la difficulté de la guérison, que des ravages et des mutilations qu'elle peut causer chez les malades qui en sont atteints. On trouve du reste un portrait effrayant des lépreux et du désespoir auquel ils sont en proie, dans différents passages des livres sacrés. C'est pour cela que dans l'antique poëme de Job, on a appelé la lèpre : fille aînée de la mort.

CHAPITRE III.

COMPLICATIONS.

Les complications qui peuvent survenir dans le cours de la lèpre doivent être divisées en deux grandes classes : Les unes sérieuses, pouvant précipiter la marche de la maladie primitive et aggraver la position du malade ; les autres légères et fugitives, qui ne laissent pas de traces.

Nous ne citerons pas, ainsi que l'ont fait les auteurs, la forme tuberculeuse comme une complication de la forme anesthétique, ou réciproquement; car chez presque tous les malades que nous avons eus sous les yeux, il est survenu tôt on tard des smyptômes communs aux deux formes que l'on a voulu trop séparer et qui sont sous la dépendance du même principe morbide, dont la manifestation peut se traduire par l'une ou l'autre forme, dans certaines conditions de terrain et d'influences extérieures encore mal connues. Mais, comme le disent Danielsen et Bœck, il y aurait une sorte d'antagonisme entre les deux manifestations : l'une ne se développe jamais de pair avec l'autre. Nous croyons cette proposition trop absolue.

Pour mettre plus d'ordre dans l'énoncé des complications, nous passerons successivement en revue les différents appareils et organes, en indiquant, chemin faisant, les altérations dont ils peuvent être le siége.

Peau. — Toutes les fièvres éruptives peuvent se déclarer dans le cours de la lèpre et suivre leur marche habituelle; mais celle qu'on a e plus sonvent observée est la *variole,* qui a sévi sous forme épidémique à l'hôpital de Bergen, en s'attaquant de préférence à la forme tuberculeuse.

L'éruption suit une marche régulière dans les points où la peau n'est que peu ou pas altérée, tandis que sur les tubercules les pustules varioliques avaient une marche un peu plus rapide. Mais, presque constamment, elle a une influence heureuse sur la marche et quelquefois sur la rétrocession de la maladie. Hardy cite même un cas de lèpre dont la disparition aurait eu lieu à la suite d'une variole.

L'accident le plus à redouter dans le cours de cette complication, c'est l'œdème des replis arythéno-épiglottiques et des cordes vocales, qui entraîne une suffocation mortelle par le rétrécissement de l'orifice aérien. L'attention du médecin devra donc toujours être éveillée de ce côté.

La scarlatine, la rougeole et la varicelle n'offrent aucune particularité remarquable à signaler, mais sont encore fréquentes.

L'érysipèle, que nous n'avons trouvé mentionné nulle part, se déclare assez souvent à l'occasion de l'impression du froid ou à la suite d'une cautérisation ou d'une brûlure. Son influence sur les tubercules ne serait pas aussi favorable que celle de la variole, parce qu'il détermine parfois une plus grande activité dans la poussée tuberculeuse.

L'erysipèle de la face est toujours plus grave que celui des membres.

L'angioleucite succède le plus ordinairement à dés bulles de pemphigus enflammées. Les ganglions inguinaux et axillaires se tuméfient et deviennent douloureux à la pression Ces adénites sont consécutives, soit à l'angeioleucite, soit à l'inflammation chronique de la peau, comme on l'observe à la suite d'un vieil eczéma.

La gangrène peut envahir non-seulement la peau, mais encore les parties plus profondes, l'organe ainsi mortifié se détache comme un fruit arrivé à maturité et sans occasionner la moindre douleur.

Nous avons remarqué que, dans certains cas, des hémorrhagies ou suffusions sanguines se faisaient à la surface des plaies ou dans l'épaisseur même de la peau devenue tuberculeuse.

Les abcès sont assez communs chez les lépreux et relèvent de plusieurs causes ; tantôt ils succèdent à un érysipèle, tantôt à la fonte tuberculeuse, tantôt à des contusions, à des adénites inguinales ou axillaires. Ces abcès n'offrant rien de particulier à signaler, nous ne nous y arrêterons pas davantage.

Dans le cas de poussées tuberculeuses sur les membres inférieurs, on a vu survenir un œdème qui accompagne l'évolution des tubercules et finit par disparaître spontanément.

Tube digestif. — Nous avons déjà signalé le développement quelquefois énorme des tubercules de la muqueuse buccale, qui envahissent bientôt toute l'épaisseur de la langue et entravent les mouvements de déglutition ; plus tard, l'érosion et l'ulcération de la muqueuse donnent naissance à une véritable stomatite qui devient très-douloureuse au moment des repas. La salivation est très-abondante et l'haleine exhale une fétidité repoussante. Les cautérisations au nitrate d'argent ou l'emploi de collutoires au borate de soude font disparaître ces accidents.

Les amygdales s'enflamment souvent chez les lépreux et acquièrent un volume considérable. Cette hypertrophie est due à l'afflux sanguin et au développement des tubercules, dont les phases d'évolution sont analogues à celles des tumeurs cutanées.

Le pharynx peut également se couvrir de granulations tuberculeuses d'un volume variable et être le siége d'une abondante sécrétion muqueuse qui épuise le malade.

Du côté de l'estomac, on a souvent noté l'embarras gastrique, qui cessait à la suite d'une médication appropriée.

Les complications les plus sérieuses qui atteignent le tube digestif sont : l'entérite et la péritonite secondaire.

L'entérite se lie constamment à la présence de tubercules, dont on a constaté l'existence dans presque toutes les observations.

Arrivés à une certaine période, les lépreux possèdent une susceptibilité très-grande de l'intestin ; car le moindre excès détermine de suite de la diarrhée ou de la dyspepsie.

La diarrhée qui survient à la dernière période est parfois tellement abondante et si au-dessus des ressources de l'art, qu'elle jette le malade dans le marasme et précipite infailliblement sa fin.

On devra être d'une grande sévérité dans le régime des lépreux et leur défendre les fruits peu mûrs, ainsi que les viandes salées.

Des purgatifs seront administrés de temps en temps, afin de stimuler la tonicité du tube digestif et faciliter la résorption des produits tuberculeux, en activant la circulation ; on sait aussi l'étroite relation qui existe entre les fonctions cutanées et rénales; on comprend dès lors la nécessité d'une médication interne capable de faciliter le fonctionnement régulier de ces organes.

Si l'ulcération intestinale gagne en profondeur, il arrive un moment où la muqueuse amincie se perfore et laisse écouler les matières stercorales dans la cavité péritonéale. Leur présence détermine une péritonite mortelle.

Les selles sanguinolentes sont dues aux ulcérations intestinales ; il sera facile de distinguer ces écoulements d'un flux hémorrhoïdal et d'y remédier.

Danielsen et Bœck signalent l'ascite comme ayant atteint sept malades sur 906 qu'ils ont observés. Était-elle liée à la présence de tubercules sur le mésentère, à l'irritation de voisinage du tube digestif, à une péritonite chronique ou enfin à une cirrhose? C'est ce que nous ne saurions dire.

Appareil respiratoire. — Les lépreux sont très-sujets aux coryzas et aux épistaxis; c'est la conséquence inévitable de l'altération de la muqueuse de Schneider, par l'envahissement et l'ulcération des tubercules, qui, non-seulement détruisent la muqueuse, mais nécrosent les os propres du nez et anéantissent tout à fait la fonction de l'odorat.

Les écoulements sanguins sont quelquefois si abondants, qu'on est obligé de pratiquer le tamponnement, comme chez le malade qui fait le sujet de la première observation.

Dans ses progrès, la maladie s'attaque au larynx, sur lequel on peut constater, par l'examen laryngoscopique, des tubercules, des ulcérations, des nécroses et enfin, dans certains cas, un commencement d'œdème de la glotte. Cet œdème survient généralement à l'occasion d'un changement de température ou d'un refroidissement et se révèle aux yeux de l'observateur par tous les signes qui lui sont propres. En portant profondément le doigt dans le pharynx, on sent les replis arythéno-épiglottiques sous forme de gros bourrelets. Le rétrécissement de la glotte, sans gêner l'expiration, rend l'inspiration anxieuse et pénible.

Ces complications sont très-sérieuses: malheureusement les moyens thérapeutiques qu'on peut leur opposer ne sont pas en rapport avec leur gravité; la trachéotomie seule doit être proposée en dernier ressort et, cependant, tout espoir n'est pas perdu, alors même que l'orifice laryngé est considérablement rétréci et que la face est cyanosée par gêne de la respiration et de l'hématose; car il peut survenir un apaisement dans ces phénomènes. Le malade se rétablit pour quelques jours, quelquefois même pour plusieurs semaines (Obs. 1).

Outre les phénomènes que nous révèle l'examen laryngoscopique, la laryngite lépreuse se reconnaît à une douleur déterminée par la pression au niveau du cartilage thyroïde, à la toux légère, suivie de l'expectoration de crachats perlés et mélangés de petits filets de sang. L'haleine exhale une odeur très-fétide.

Poumons. — Les complications pulmonaires les plus communes chez les lépreux sont : 1° La pleurésie ; 2° la pneumonie ; 3° la bronchite ; 4° la phymie.

La pleurésie est assez fréquente et doit être rapportée à l'irritation produite sur la plèvre par les tubercules lépreux qui se développent à sa surface ; les caractères par lesquels elle se manifeste n'ont rien qui tranche sur les symptômes ordinaires de cette maladie ; néanmoins lorsque la glotte est rétrécie par les productions tuberculeuses, et le cornage laryngé prononcé, l'auscultation est difficile et peut entraîner une erreur de diagnostic.

La pneumonie est primitive ou secondaire ; primitive, si elle succède à l'impression du froid ; secondaire, quand elle se lie à la phthisie (pneumonie caséuse). La pneumonie vient, comme fréquence, immédiatement après la diarrhée, dans la statistique de l'hôpital de Berg et figure pour le chiffre de 110 pour 906 cas. Les pneumonies liées à la présence de tubercules pulmonaires sont très-sujettes à retour.

La bronchite est assez habituelle et survient consécutivement au développement du tubercule lépreux, sur la muqueuse pulmonaire.

La phymie, dont nous avons pu constater les symptômes pendant la vie et les lésions *post mortem*, chez notre jeune malade, ne figure qu'au nombre de 3, dans la statistique de Berg ; cependant, nous avons peine à croire que ce chiffre soit exact ; car, dans les observations que nous avons lues, nous en avons rencontré relativement un assez grand nombre. On comprend d'ailleurs que l'insuffisance d'air, l'alimentation de mauvaise qualité, le défaut d'exercice et les excès de toutes sortes, aidés de la dépression morale se produisant nécessairement dans cette maladie, soient autant de causes qui doivent engendrer cette maladie ou mettre l'économie dans des conditions favorables à son développement.

Les inflammations si fréquentes que l'on remarque chez les lépreux peuvent s'expliquer par l'augmentation de fibrine que l'analyse a démontrée dans le sang.

Organes des sens. — Nous avons parlé des altérations du goût et de l'odorat : nous n'y reviendrons pas.

Quant à l'ouïe, c'est de tous les sens celui qui conserve le plus longtemps son intégrité, probablement à cause de la protection dont il jouit par sa coque osseuse ; cependant les inflammations du conduit auditif externe et celles de la trompe d'Eustache, par propagation des tubercules ou par compression du conduit, peuvent entraîner, sinon l'abolition, du moins une certaine diminution dans la finesse de ce sens.

L'œil est très-sujet à des inflammations, soit superficielles, soit profondes, qui ont un retentissement direct et durable sur la fonction de cet organe, et peuvent à la longue en amener la destruction. En effet, les tubercules s'implantant sur la conjonctive sont une cause d'irritation perpétuelle pour cette muqueuse, qui se vascularise et se couvre quelquefois de granulations. Les larmes sont très-abondantes et obscurcissent la vue.

La propagation et l'envahissement de la conjonctive par les tubercules déterminent assez souvent une conjonctivite, que l'on pourrait désigner sous le nom de conjonctivite lépreuse, amenant un chémosis que ni les collyres, ni les cautérisations superficielles ne font disparaître.

Ces troubles de nutrition finissent par envahir la cornée

qui présente de très-bonne heure à la circonférence un cercle blanchâtre, analogue au cercle sénile des vieillards; plus tard, elle finit par perdre son brillant et son poli, pour s'ulcérer et amener la fonte de l'œil.

L'iris, dont la nutrition est si intimement liée à celle de la conjonctive, est fréquemment le siége d'iritis qui n'a pas une marche aiguë et n'entraîne pas les douleurs si violentes de l'iritis rhumatismal, par exemple.

Dans ce cas, l'iris perd sa coloration normale et la pupille se déforme très-vite. Il arrive quelquefois que de petits tubercules gagnent non-seulement l'iris, par propagation de la conjonctive à la cornée, mais encore se développent directement sur cette membrane, qui prend une teinte jaune, grise, sale ; la pupille devient immobile et le malade perd la vue.

Les troubles du cristallin et de l'humeur vitrée ne surviennent que lorsque la maladie est très-avancée et ne sont pas encore assez bien connus pour que nous puissions en tracer un tableau fidèle ; néanmoins, dans certains cas, on a observé : que l'œil était rempli par une exsudation albumino-fibrineuse et que le fond présentait une légère suffusion exsudative sous-rétinienne.

Dans certaines circonstances, les lésions oculaires peuvent avoir une marche rapide et déterminer des douleurs lancinantes extrêmement vives, qui ne laissent aucun repos au malade. La fonte de l'œil soulage celui-ci ou du moins met un terme à ses douleurs.

A l'examen ophthalmoscopique, on n'a trouvé, jusqu'à présent, quand les troubles de la vue n'étaient pas très-accusés, qu'un peu de congestion des vaisseaux de la papille normale et une légère dépigmentation de la choroïde.

Nous avons insisté, dans notre chapitre de la symptomatologie, sur la déformation des organes protecteurs du globe oculaire ; il est un point dont nous n'avons pas parlé et qui est le suivant : c'est que l'on voit survenir un ectropion, quand les tubercules sont devenus volumineux ou quand il s'est développé des ulcérations sur l'une ou l'autre paupière. On conçoit, dès lors, les conséquences qui peuvent résulter de ces occlusions imparfaites du globe oculaire.

Les glandes de Meibomius, irritées par le voisinage des tubercules, donnent naissance à une sécrétion plus abondante qui agglutine les cils.

Le toucher est gravement compromis par les altérations et les perversions de sensibilité, comme nous avons eu l'occasion de le démontrer. Il est clair que ce sens ne peut s'exercer à la suite des mutilations qui se rencontrent dans la forme dite *lepra mutilans*.

Les différentes manifestations de la syphilis peuvent se développer en même temps que les accidents de la lèpre ; mais nous n'entrerons pas dans les détails, car le diagnostic sera facile à établir, surtout depuis les études approfondies qui ont été faites dans ces dernières années sur les manifestations cutanées de la vérole.

Les observations montrent que la blennorrhagie peut être contractée par les lépreux.

Le Dr Brassac rapporte, dans l'intéressant mémoire qu'il a publié dans les *Archives de médecine navale*, des exemples d'éléphantiasis des Barbades, ayant précédé ou accompagné la lèpre ; dans ce chapitre, il dit aussi que le piaw peut la compliquer ; mais ces cas sont rares et ne se rencontrent guère que dans les pays étrangers.

Des phlegmasies viscérales surviennent parfois chez ces malades ; car on a constaté des affections du foie, de la rate, mais particulièrement des néphrites. On comprend que la peau fonctionnant mal, les reins qui suppléent à cet organe doivent avoir une activité plus grande, par conséquent, une tendance à l'inflammation, et si l'on joint à ces causes une dyscrasie du sang, on pourra facilement se rendre compte de tous ces désordres.

Le rhumatisme articulaire aigu se trouve mentionné

dans les auteurs, de même que les arthrites mono-articulaires. Les genoux, les articulations des phalanges sont des lieux de prédilection pour ces manifestations. Notre observation (5) en est un exemple. La femme qui fut l'objet de cette observation avait un empâtement de tout le genou droit ; les mouvements de flexion et d'extension étaient difficiles et douloureux, et en cherchant la fluctuation on la trouvait manifestement.

Ces arthropathies n'offrent dans leur marche aucun phénomène saillant ; elles durent longtemps et se terminent le plus habituellement par ankylose. D'autres fois, l'inflammation s'étend aux ligaments et à la peau, et le membre se détache, comme cela s'observe pour les doigts.

La gale se montre chez le lépreux, dont la peau fine et recouverte de squames offre les meilleures conditions au développement de l'*acarus scabiei*, qui trouve un abri protecteur sous les croûtes des ulcères. On ne doit pas en faire une forme spéciale comme le veulent Danielsen et Bœck, ces faits doivent être simplement attribués à la malpropreté et à la contagion.

L'altération osseuse se traduit habituellement par des douleurs nocturnes qui ressemblent aux douleurs ostéocopes de la syphilis, puis par un gonflement du périoste ou de l'os lui-même, qui finit par s'enflammer et se nécroser. Il s'établit alors un trajet fistuleux dans la peau, pour amener au dehors les produits de la suppuration et les séquestres.

Si on introduit un stylet dans la fistule, on aura les différentes sensations que l'on est habitué à rencontrer dans l'ostéite ou la nécrose.

Quand ces désordres se produisent aux pieds, on pourrait croire à un mal perforant ; mais le début, la marche de la maladie et la forme du trajet empêcheront de commettre l'erreur. En effet, le mal perforant procède de l'extérieur à l'intérieur ; au contraire, dans la lèpre, le trajet fistuleux est consécutif à l'altération osseuse.

CHAPITRE IV.

ANATOMIE ET PHYSIOLOGIE PATHOLOGIQUES.

Si la symptomatologie de la lèpre est bien connue, nous ne pouvons pas en dire autant de l'anatomie pathologique; car les cas où l'examen histologique a pu être pratiqué sont bien rares, et cependant ce n'est guère qu'à l'aide de ce dernier, qu'on peut espérer indiquer la signification pathologique de cet état morbide.

Il nous a été donné de nous livrer à cette étude sur un de nos malades, dont nous rapportons plus loin l'observation; c'est principalement à l'aide de préparations microscopiques que nous avons faites, puis dessinées nous-même, que sera fondée notre anatomie pathologique. Chemin faisant, nous comparerons les résultats que nous avons obtenus avec ceux que les auteurs ont signalés, et, parmi ceux-ci, nous placerons en tête Virchow, qui, jusqu'à présent, a été le plus complet.

Dans le courant de cette description, nous ferons notre possible pour donner l'explication des symptômes que nous avons observés pendant la vie, chez nos malades.

Comme la lèpre débute par la peau et qu'en réalité c'est de ce côté que sont les phénomènes les plus saillants de son histoire, nous commencerons par donner la description des altérations dans le système tégumentaire, en nous appuyant sur les recherches antérieures aux nôtres.

Les altérations du tubercule de la lèpre doivent être étudiées dans les différentes couches suivantes :

1° Couche superficielle de l'épiderme; 2° couche muqueuse; 3° derme; 4° tissu sous-cutané; 5° tissu profond, muscles, etc.

Mais, avant d'aborder l'étude histologique, il convient de

jeter un coup d'œil sur les altérations que l'on trouve à l'œil nu, en faisant une coupe de la peau au niveau d'un tubercule ou d'une induration tuberculeuse.

Les lésions que l'on rencontre dans le derme varient selon l'ancienneté et l'intensité de la maladie.

Quand il n'y a encore que simple induration de la peau, on voit, sur une coupe, que le tissu cellulaire est épaissi et ressemble à un tissu lardacé, qui laisse écouler par la pression une humeur visqueuse. Par points, la coupe offre un aspect blanc jaunâtre, qui tranche avec le reste de la surface; cette surface est un peu rouge, caractère dû à la grande quantité des vaisseaux et à leur plus grand volume.

Les veines, telles que la radiale, la céphalique, la basilique, la saphène, ont subi une altération très-curieuse : tantôt leur calibre est normal, tantôt il est rétréci; mais leurs parois sont hypertrophiées, surtout du côté qui correspond à la face profonde du derme. Cette particularité est d'autant moins accusée qu'on s'éloigne des extrémités et que la veine est dégagée du tissu cellulaire.

Plus l'infiltration augmente, plus le derme s'épaissit en perdant sa structure ou son aspect, et si le travail morbide se limite en un point, on a le tubercule qui se présente à l'œil nu, comme nous l'avons dit plus haut. Par la pression, on peut faire sortir une matière quasi-caséeuse et de couleur jaunâtre, dont nous dirons tout à l'heure la composition histologique, et qui correspond au ramollissement de ce produit de nouvelle formation.

Dans la lèpre, les nerfs cutanés ou sous-cutanés sont épaissis; on constate que cette altération siége dans leur gaîne protectrice. Nous avons vu que, pendant la vie, cette modification pouvait être constatée par le toucher sur les nerfs très-superficiels (exemple : observation 1re), aussi bien quand le malade porte des tubercules que quand il en est exempt et n'a encore que de l'anesthésie : caractère très-important, qui fait bien voir que ces distinctions de lèpres tuberculeuses et anesthétiques sont oiseuses ; d'ailleurs, en faisant l'anatomie microscopique, nous verrons que la ressemblance et l'identité des altérations sont encore plus frappantes qu'à l'œil nu. Il ne faudrait pas rapporter, comme l'ont fait certains auteurs, cette périnévrite chronique aux ulcérations des tubercules, car on la rencontre bien avant l'ulcération qui n'est liée, au contraire, suivant nous, qu'à la lésion nerveuse.

Les faits cliniques et les expériences que l'on a faites sur les animaux ont, en effet, démontré que des excitations morbides ou l'irritation des centres nerveux engendrent rapidement les troubles trophiques les plus variés.

Voyons quels sont les troubles trophiques consécutifs aux lésions des nerfs du côté de la peau, du tissu cellulaire sous-cutané, des muscles, des articulations et des os.

Comme l'a si bien démontré M. Charcot, dans ses leçons cliniques, les accidents que les lésions traumatiques des nerfs sont capables d'occasionner du côté des téguments sont de deux espèces : 1° les premiers sont ou des éruptions vésiculeuses ou bulleuses, le zona et certaines éruptions se rapprochant de l'eczéma ; 2° les autres sont des éruptions pemphigoïdes, dont le développement est très-brusque et qui se montrent là où le nerf lésé ou enflammé animait la peau.

Ces manifestations laissent après elles des ulcérations rebelles à la cicatrisation, dont la trace est indélébile.

3° Une tuméfaction du derme et du tissu cellulaire sous-cutané, qui succède à des rougeurs de la peau ou à des changements de coloration variés.

4° Vient enfin l'altération des téguments décrite par les chirurgiens américains sous le nom de Glossy-Skin. La peau devient, ainsi que dans la lèpre, lisse, pâle et comme anémique en certains points.

Les glandes sudoripares s'atrophient; leur sécrétion est diminuée, ce qui entraîne une sécheresse de l'épiderme.

Les glandes sébacées sont englobées dans ce processus et subissent des lésions analogues à celles de la lèpre.

Les muscles s'atrophient souvent d'une manière rapide et perdent, tantôt en partie, tantôt complétement, leur contractilité électrique, absolument comme dans l'éléphantiasis des Grecs.

On voit aussi se produire dans les articulations, des douleurs rhumatismales dont la physionomie est la même que celle du rhumatisme articulaire aigu et qui finissent par amener l'ankylose.

Enfin, du côté des os, se déclare une périostite qui suppure le plus habituellement et entraîne une ostéite, puis une nécrose, dont les produits de sécrétion et d'élimination se font jour au dehors.

Tous ces désordres se produisent non-seulement à la suite de lésions traumatiques, mais encore à la suite d'une irritation, d'une compression quelconque du nerf.

Est-ce que ces lésions trophiques n'existent pas dans la lèpre et ne se présentent pas de la même façon en suivant une marche tout à fait analogue? Nous allons l'examiner.

Dans la lèpre, parfois le tégument externe est atrophié et aminci, et sa texture se rapproche, à l'œil nu, de la structure normale de la peau; mais, lorsqu'il existe des ulcères profonds allant jusqu'à l'os, on constate que la peau environnante est infiltrée et épaissie par une matière que nous retrouvons analogue à celle qui compose les tubercules.

Quant aux altérations des muqueuses, elles sont identiques à celles de la peau, et nous les décrirons plus loin. Elles peuvent se tuberculiser et s'ulcérer, comme le tégument externe. L'ulcération qui siége au nez peut perforer la cloison ou la voûte palatine, suivant sa position (obs. 1).

Le larynx présente des tubercules et des ulcères qui, près avoir envah i la muqueuse, arrivent artilu caage, dont la nécrose et l'élimination sont choses rares, mais possibles.

On a noté sur la muqueuse intestinale, et en particulier sur les plaques de Peyer, des pertes de substances quelquefois si considérables qu'elles ont fait communiquer ensemble des anses intestinales.

D'autres fois, l'intestin porte des cicatrices d'ulcérations anciennes.

Voyons maintenant ce que le microscope nous révèle.

1° Dans la couche superficielle de l'épiderme :

La couche cornée est détruite ou considérablement amincie, ou bien, dans les points où elle persiste, les cellules qui la composent, devenues plus réfringeantes, subissent une sorte de dissociation granuleuse.

2° La couche muqueuse de Malphigi persiste; çà et là ses prolongements interpapillaires pénètrent plus profondément dans le derme; ses cellules ont du reste leurs caractères normaux et se colorent au carmin, comme d'habitude.

3° Les altérations du derme doivent être étudiées :

a. Dans son tissu fondamental;

b. Dans ses vaisseaux;

c. Dans ses glandes et annexes.

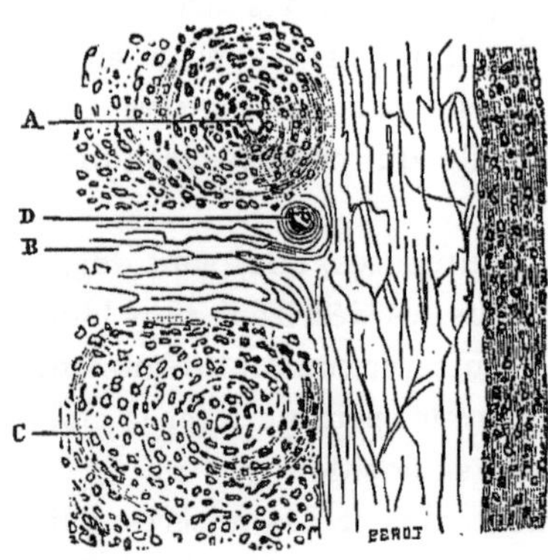

Fig. 1.

a. Le tissu du derme, composé essentiellement, à l'état normal, de faisceaux de tissu conjonctif entrelacés de fibres élastiques et de quelques fibres musculaires, est ici complétement transformé en un tissu nouveau. Ce tissu renferme une très-grande quantité de cellules embryonnaires qui présentent toutes les formes, comme on peut le voir en C, sur la figure 1. Les unes sont arrondies, des autres fusiformes ou enfin étoilées; ces différents éléments sont maintenus et englobés par une substance brillante et grenue. Cà et là des vaisseaux très-développés, comme on le voit en C, figure n° 3, à parois épaissies, forment comme des centres de développement au tissu nouveau. En effet, on constate, dans la figure n° 1, que les cellules C se groupent autour de la lumière des vaisseaux dont on voit la coupe en A.

Dans quelques points, on retrouve les vestiges des faisceaux de tissu conjonctif sous l'apparence de brides étroites et enchevêtrées (B, fig. n° 1). Mais on ne rencontre plus aucune trace des fibres élastiques; nous avons cru voir quelques fibres musculaires lisses; mais nous n'avons point trouvé les grandes cellules mères décrites par M. Ranvier dans le tubercules de la lèpre; d'un autre côté, cet histologiste éminent n'a point observé de substance fondamentale englobant les cellules. Ce désaccord n'est sans doute qu'apparente et tient à ce que nous avons examiné un tubercule plus âgé que celui qui a servi à la description de M. Ranvier. En outre, notre examen a été fait sur des pièces cadavériques; tandis qu'il avait étudié un tubercule enlevé sur le vivant. Il est donc probable que la substance fondamentale grenue de notre description forme, à une certaine époque, aux cellules embryonnaires nouvelles, un protoplasma commun, d'où il résulte des sortes de plaques ou grandes cellules contenant des cellules plus petites.

Le tissu cellulo-adipeux sous-cutané est infiltré, par points, du même produit nouveau qui occupe le derme tout entier, comme on le voit en B, figure 2. Les groupes des vésicules adipeuses sont envahis aussi, là partiellement, plus loin en totalité (C, fig. 2).

Les groupes adipeux les plus éloignés du derme sont dissociés par des travées de ce tissu, qui semblent pousser des jets dans toutes les directions. Les groupes de vésicules adipeuses qui ne sont point envahies et transformées sont altérés, et la graisse contenue dans chaque vésicule, au lieu de se confondre avec ses paroisen une gouttelette réfringente, s'est transformée en une substance concrète, grenue et réfringente, qui n'est ni l'acide stéarique, ni la cholestérine.

Les fibres musculaires (D, fig. 2) ont conservé en partie leur volume, leurs stries, leurs rapports réciproques, et le périmisium ne nous paraît point épaissi; quelques-unes sont envahies par la prolifération cellulaire.

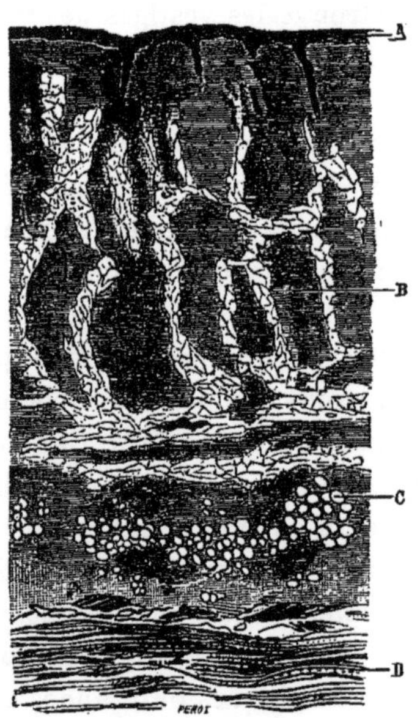

Fig. 2.

Une préparation du tubercule allant de l'épiderme au muscle (comme on le voit figure ci-contre) et permettant d'examiner d'un coup d'œil l'ensemble des altérations, frappe surtout l'attention de l'observateur par les détails suivants :

1° L'épiderme est détruit, surtout dans les points où le corps muqueux est aminci et détruit lui-même.

2° Le tissu nouveau du tubercule a son point de départ dans les couches superficielles du derme et de la pousse des jetées B, qui s'enfoncent à la façon de pieux vers les couches sous-cutanées, formant ainsi comme des colonnes qui se terminent dans le tissu adipeux par des irradiations disséminées.

3° L'intervalle de ces colonnes, beaucoup plus étroit que chacune d'elles, est formé de tissu conjonctif à cellules étoilées.

b. Les vaisseaux jouent un rôle capital dans la production des tubercules et l'altération de la peau.

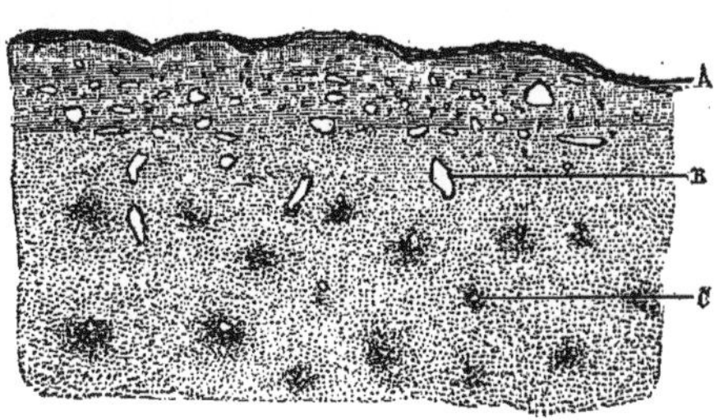

Fig. 3.

Ce que l'on remarque de prime abord (fig. 3, faible grossissement), outre la prolifération embryonnaire envahissante, que nous venons de signaler et qui a son point de départ au pourtour des vaisseaux C, c'est le volume énorme B, fig. 3 et 4, de ces vaisseaux dans la couche papillaire du derme ; ce sont aussi leurs dilatations variqueuses, l'épais-

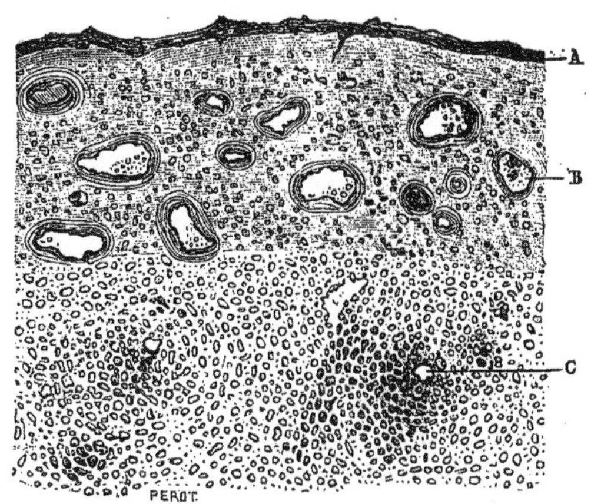

Fig. 4.

sissement de leurs parois, tous signes d'une circulation beaucoup plus énergique qui engendre l'affection et d'où naissent les lésions de prolifération. Ceci donnerait l'explication de ces colorations rouges de la peau : mal rouge de Cayenne.

Il est plus que probable que cette circulation plus active est sous la dépendance d'une lésion des vaso-moteurs, succédant à des excitations extérieures très-vives et souvent répétées. Mais quelle est-elle? C'est ce que l'état de nos connaissances ne nous permet pas de dire.

Nous pensons que le point de départ des altérations que l'on trouve dans la lèpre, et en particulier vers la peau, est dans une irritation trop grande du système nerveux cutané par des causes morales, mais surtout physiques (frayeurs, impressions de diverses natures, transition brusque de température, suppression rapide de la transpiration, mauvaise alimentation, etc.).

La réaction contro-stimulante commence par une dilatation des vaisseaux capillaires du derme, surtout les plus superficiels; or, si l'on suppose que cette réaction se répète à chaque instant, comme cela peut se voir dans les pays à variations atmosphériques brusques, les vaisseaux capillaires finiront par s'hypertrophier, par perdre le frein de leur circulation et par entraver finalement la nutrition des tissus.

Cette circulation plus active explique, d'une part, la prolifération plus grande de cellules embryonnaires au voisinage des vaisseaux C et, en outre, pourquoi elle est plus prononcée dans la couche superficielle du derme, où les vaisseaux ont été les premiers et le plus excités, et enfin pourquoi l'altération marche de la superficie au centre.

La prolifération embryonnaire, qui forme, pour ainsi dire, une gaîne autour des vaisseaux augmentés de volume, est un fait incontestable. Ne pourrait-on pas admettre que ces cellules dont la forme rappelle, dans certains points, celle des leucocytes, ne sont autres que les cellules locomobiles de Recklinghausen, cet auteur ayant donné ce nom à des globules blancs extravasés? Plus tard, ces cellules prolifèrent, changent de forme, deviennent plus petites, présentent un moins grand développement dans leurs prolongements, se meuvent dans les interstices des tissus et peuvent alors former tumeur. Ce n'est là, bien entendu, qu'une hypothèse, mais on peut l'accepter, ainsi que le pense M. Vulpian, pour expliquer la formation des granulômes et certaines formes de sarcomes (sarcomes à petites cellules ou à cellules rondes).

On rencontre surtout les dilatations variqueuses des vaisseaux et la prolifération embryonnaire à la figure, aux mains, aux oreilles, c'est-à-dire dans les points qui sont soumis le plus directement aux influences extérieures, attendu qu'on ne recouvre pas habituellement ces parties.

Les faisceaux de substance conjonctive, que les jeunes cellules entourent, deviennent de plus en plus petits, si bien qu'ils sont réduits à de petits filaments disparaissant bientôt eux-mêmes; les fibres élastiques subissent le même sort. Il est probable que c'est par un mécanisme analogue que les papilles nerveuses se détruisent ou sont étouffées, ce qui donne l'explication de l'anesthésie cutanée. D'un autre côté, le tronc du nerf est altéré de telle sorte que chacun des tubes nerveux est comprimé ou détruit par un tissu conjonctif de formation nouvelle. Ce fait aide à comprendre les sensations de fourmillements ou de picotements, ainsi que les exagérations de sensibilité à la pression, dont les lépreux nous font mention. On sait, en effet, que l'impression produite sur le tronc d'un filet sensible est rapportée à sa distribution périphérique.

Si la périnévrite chronique ou plutôt la sclérose des nerfs est plus avancée, elle explique les cas ou l'insensibilité cutanée survient avant la prolifération ou dans des points indemnes de tubercules; d'ailleurs cette insensibilité réside précisément dans le département animé par les filets nerveux comprimés et en voie de destruction par la sclérose.

La figure 5 représente la coupe d'un tubercule où l'on voit de petites taches noires qui correspondent à la coupe de vaisseaux plus ou moins tortueux, variqueux et dilatés. Le même vaisseau peut en former plusieurs, précisément à cause de la varicosité, ce qui permet au couteau de le rencontrer en plusieurs points de son parcours sur la même coupe. L'aspect de ces vaisseaux tranche en rouge vif sur la coloration jaunâtre du reste de la coupe; ils ne sont pas remplis par du sang, mais par la matière colorante du sang.

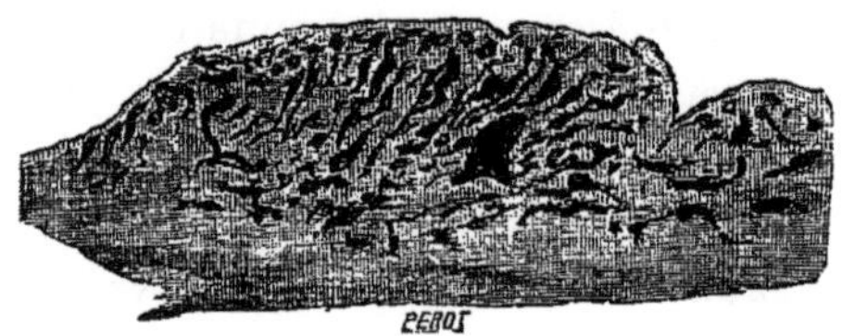

Fig. 5.

Les tubercules s'accroissent et se développent jusqu'à une certaine limite qui correspond au moment où les vaisseaux qui étaient très-nombreux sont envahis par la masse fondamentale du tubercule. Ces vaisseaux s'affaissent plus ou moins, tout en conservant un peu de sang qui subit une sorte de décomposition.

Les injections ont fait voir à Danielsen et Bœck que le réseau capillaire n'a plus de communication avec celui des parties voisines; par conséquent, il ne fournit plus les matériaux nécessaires au développement des tubercules et ces derniers subissent une dégénérescence granulo-graisseuse; on a trouvé, en effet, dans certains cas, des corps de Gluge, principalement dans les parties centrales.

On peut comparer les changements dans la nature du sang, qui se produisent dans ce cas, avec ceux qui s'opèrent dans les tumeurs hémorrhoïdales.

Dans différents points de la peau, on trouve ces taches sanguines, qu'on pourrait prendre pour des hémorrhagies contenues dans les vaisseaux épaissis et variqueux. Les vaisseaux, de capillaires qu'ils étaient primitivement, se se sont allongés et ils sont devenus flasques et variqueux.

Sous l'influence du mouvement de prolifération tuberculeuse, ils se sont gorgés de sang. Sous quelle influence? une gêne de la circulation. Par quel processus les globules ont-ils disparu? Est-ce pure destruction des globules sanguins? Est-ce décoloration du globule et issue de ce globule au dehors? Voilà ce que l'on ne peut affirmer.

Cependant, dans les processus congestifs où les vaisseaux sont rencontrés gorgés de sang, on retrouve les vaisseaux avec les globules sanguins. Dans le cas présent, où ce mouvement congestif est incontestable, on ne trouve plus au contraire qu'une injection vasculaire produite par de la matière colorante du sang. Il y a donc, entre la fluxion simple et la fluxion de la lèpre, une différence qui se traduit par des phénomènes multiples, dont ces taches vasculaires sont des expressions; ce n'est pas une congestion, mais une pseudo-congestion.

Ces taches colorantes n'existent pas dans le tubercule frais, vivace: c'est à l'époque de l'atrophie ou de l'ulcération du tubercule, époque qui correspond au moment où les éléments de nouvelle formation se résorbent, que commence à apparaître la coloration rouge, expression de la rétention de l'hématosine. Les phénomènes, atrophie du tubercule, atrophie cutanée, et taches pseudo-sanguines, paraissent coïncider.

Sur une coupe de la peau, l'altération est loin d'être au même degré; dans plusieurs préparations, on peut trouver, dans les couches superficielles, la surface papillaire avec des taches pseudo-sanguines; au-dessous d'elles, des vaisseaux dilatés, vides de sang, et plus profondément, des vaisseaux dont les parois et le tissu environnant subissent la prolifération embryonnaire, comme on le voit fig. 4.

Il semble que le mouvement d'irritation abandonne les vaisseaux pour se rendre aux couches profondes, en laissant après lui la trace de son passage par l'altération des vaisseaux qui deviennent dilatés.

Dans aucune de nos préparations, nous n'avons vu de corpuscules de Meissner ni rien qui y ressemblât. Cela peut tenir à l'altération du tissu cutané, qui, gorgé de production de nouvelle formation, devient plus opaque et ne permet pas de voir les corpuscules nerveux, soit enfin aux altérations cadavériques.

La figure ci-contre présente ces mêmes taches ou dilatations développées dans les papilles du derme, dont on aperçoit les saillies; on voit aussi, comme dans la figure n° 4, que les vaisseaux sont malades seulement dans la couche superficielle. Cette coupe a été faite au niveau de la pulpe de l'extrémité de l'indicateur droit.

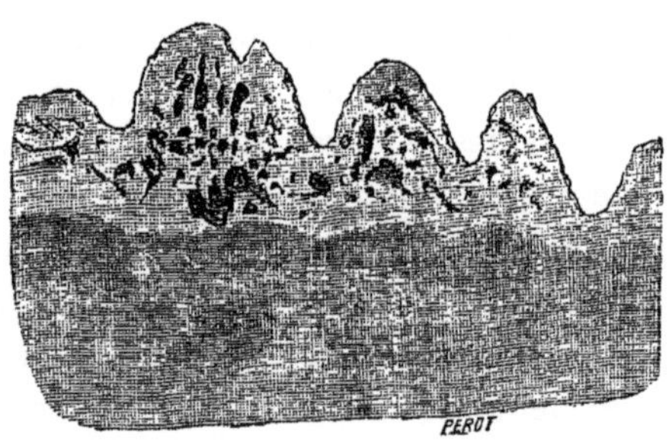

Fig. 6.

L'examen de l'extrémité des doigts, qui sont presque tous malades chez les lépreux, et de très-bonne heure, devait être très-intéressant, et nos coupes ont porté sur quelques points où l'ongle commençait à se détruire. Remarquons en passant que cette destruction commence presque toujours au centre et est consécutive au développement d'un tubercule, qui absorbe les papilles sous-unguéales et ne permet plus à l'ongle de se nourrir; d'ailleurs, l'altération du tissu unguéal est plus prononcée à mesure qu'on s'éloigne des bords du tubercule pour arriver au centre, par conséquent loin des vaisseaux moins malades.

Une coupe intéressant l'ongle et le derme sous-jacent jusqu'à l'os a montré les détails suivants figure 7.

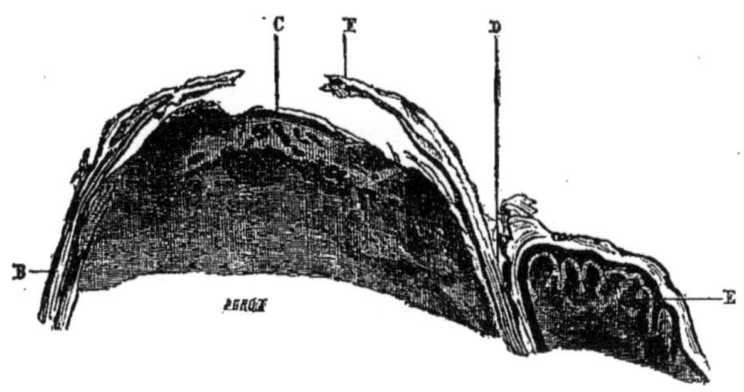

Fig. 7.

L'ongle est mince, brillant, à surface unie vers les bords latéraux B D, non encore altérés ; il devient grenu à mesure qu'on marche vers le centre C; en ce point il est complétement détruit. Près des bords de cette partie en voie de destruction , l'ongle est grenu et écailleux; il semble se dissocier, et ses lamelles s'écartent les unes des autres, E. Partout où l'ongle existe et recouvre le derme appliqué sous lui, ce dernier tissu présente l'altération d'une inflammation chronique, et est composé, comme celui du tubercule, par une masse compacte où abondent les vaisseaux variqueux et les petites cellules. La surface des papilles est comme nivelée par le développement de ce produit inflammatoire.

Au point où l'ongle est détruit, en C, existe sous forme de taches rouges représentées sur la figure par des parties plus sombres, la même altération vasculaire que nous avons décrite plus haut et qui est surtout mise en évidence par la figure n° 5.

Au point E, figure 7, on voit parfaitement les amas de cellules de nouvelle formation affecter une disposition analogue à celle que nous avons décrite page 49 et figure n° 2, sous forme de prolongements s'enfonçant dans le derme.

Notre description s'accorde avec celles de MM. Vulpian, Ranvier et Virchow, mais s'éloigne complétement de celle de Fœrster, et nous n'avons retrouvé nulle trace du reticulum caractéristique du tissu adénoïde.

Passons maintenant aux altérations des annexes de l'épiderme, qui subissent une sorte de dégénérescence, de dessiccation, incapables qu'elles sont de subir la dégénérescence graisseuse, qui suppose une certaine activité cellulaire.

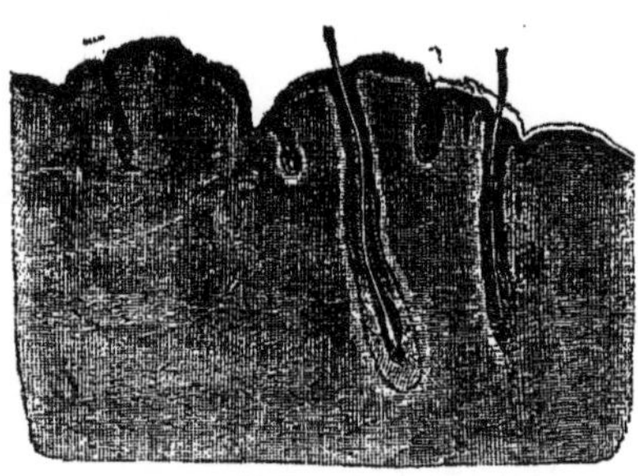

Fig. 8.

Comme on le voit fig. n° 8, les bulbes pileux ont subi une sorte d'atrophie ; ils sont rabougris ; l'activité circulatoire est si faible que le bulbe pileux, ne recevant plus les matériaux nécessaires à sa sécrétion, produit un poil qui est rugueux, sec, cassant et même d'une coloration anormale. Plus la peau est malade, plus le bulbe pileux s'altère, se ratatine, et il arrive un moment où la sécrétion ne se fait plus faute d'aliments. On remarque dans trois points du dessin n° 8 des follicules d'un faible volume et en voie d'atrophie. Du reste, la couche épidermique elle-même est devenue rugueuse et est comme desséchée.

Cette altération des poils n'existe que dans les points où la peau est déjà profondément envahie.

De même les petits muscles qui sont annexés aux bulbes pileux, ainsi que les glandes qu'ils compriment, sont englobés et envahis par cette prolifération embryonnaire qui détruit tout sur sa route.

Les glandes sébacées résistent encore pendant un certain temps à *l'envahissement*, surtout sur le nez, où elles acquièrent une suractivité assez grande pour produire une acnée sébacée fluente, qui cesse avec la disparition de la glande.

Les glandes sudoripares subissent aussi le même sort que les annexes dont nous venons de parler. On peut, sur une coupe de la peau constater l'existence du glomérule sécréteur, alors que le canal excréteur a été englobé et détruit par le processus. En général, c'est par le canal excréteur que commence la *destruction* des glandes sudoripares, c'est-à-dire par la partie la plus voisine de l'épiderme, où débute l'altération de la peau.

Il est bien certain que l'absence de sueur et de produits sébacés doit entraîner une sécheresse de l'épiderme, qui joue un grand rôle dans la production des lèproïdes furfuracées et squameuses.

En outre, ces produits excrémentitiels qui, normalement, sont éliminés par les glandes sudoripares et sébacées, s'accumulent dans le sang et sont rejetés au dehors par le rein; ce dernier organe possède une activité fonctionnelle plus grande, laquelle ne sera pas sans retentissement sur son parenchyme; en effet, dans presque toutes les observations, nous avons constaté qu'il portait des traces de néphrite parenchymateuse.

Maintenant que nous connaissons les altérations que présente la peau au point de vue microscopique et clinique, comparons ces résultats avec ceux qui surviennent après une irritation nerveuse ou une lésion traumatique.

Que trouvons-nous du côté des nerfs chez les lépreux? C'est une sclérose pure ou une périnévrite chronique, comme le dit Virchow, qui est caractérisée par une prolifération du tissu conjonctif nouveau, qui siége dans l'intervalle des tubes nerveux AA' et également dans le névrilème D (fig. 9), ou gaîne des nerfs que l'on trouve énormément épaissie; les vaisseaux BB' que l'on rencontre sont plus volumineux et à parois plus volumineuses, entourés également d'une prolifération cellulaire analogue à celle qui environne les tubes nerveux ou les nerfs. Dans la peau, on aperçoit aussi un épaississement de la gaîne névrilématique des petits filets nerveux qui tombent sous le champ du microscope.

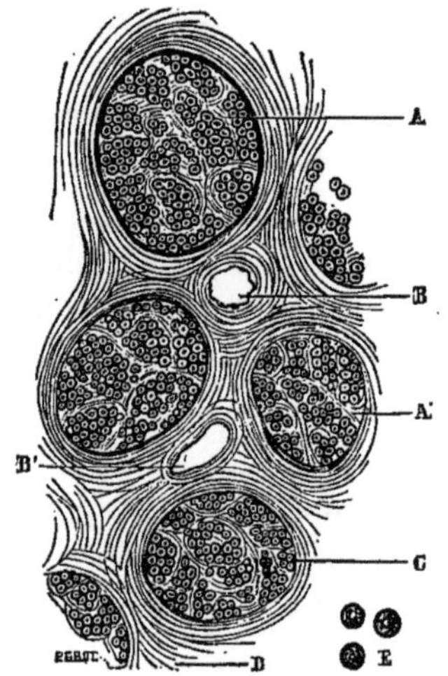

Fig. 9.

Cette altération se reconnaît, à l'œil nu, en ce que le volume des nerfs est plus considérable, et par points, cette prolifération est si abondante, qu'elle forme de véritables tuméfactions ou tumeurs plus ou moins fusiformes, rondes ou aplaties, qui peuvent être aisément reconnues, pendant la vie, dans les régions où les nerfs sont superficiels, au coude par exemple pour le cubital.

Nous avons cru pouvoir rapporter à cette lésion l'hyperesthésie du début, bientôt suivie d'anesthésie.

Consécutivement à cette altération nerveuse, nous voyons se produire, comme nous l'avons fait remarquer à propos des lésions traumatiques des nerfs : 1° des bulles de pemphigus d'une durée très-longue et des éruptions vésiculeuses, qui correspondent au zona signalé plus haut.

2° Cet état lisse de la peau, qui est si caractéristique de la lèpre, état lisse que l'on trouve même à la paume des mains, où les saillies papillaires se sont affaissées et se sont mises de niveau avec les digitations interpapillaires.

Dès lors, l'épiderme qui se moulait sur ces papilles ne garde plus ses ondulations et se présente sous forme de ligne droite.

Les taches et les macules sont dues très-certainement à

l'hyperémie des petits vaisseaux capillaires, qui, ayant perdu leurs propriétés contractiles, permettent au sang de stagner dans leur intérieur et d'abandonner une partie de leur matière colorante, et de former des dépôts pigmentaires qui sont résorbés ou persistent suivant que la circulation se rétablit ou devient plus gênée.

On a remarqué que les cellules d'épithelium et de tissu conjonctif des parties hypérémiées présentent souvent une coloration d'abord jaune ou rougeâtre, puis des granulations pigmentaires qui deviennent de plus en plus noires. Ce serait là une des causes de l'aspect ardoisé des cicatrices.

La cessation des fonctions, par suite de l'atrophie musculaire, amène la perte des mouvements articulaires, et plus tard l'ankylose La peau se colle pour ainsi dire aux surfaces articulaires, qui subissent des modifications spéciales, toutes sous la dépendance du même processus morbide.

Dans l'exposé des symptômes, nous avons vu que les lépreux accusaient souvent la présence de douleurs rhumatoïdes (observ. 1), entraînant à leur suite des épanchements articulaires et de véritables inflammations subaigüés, quelquefois très-longues à guérir.

On peut encore rattacher tous ces phénomènes, comme dans les lésions nerveuses traumatiques, aux dégénérescences lépreuses des nerfs.

Le périoste et les os subissent dans la lèpre une atteinte profonde, encore due à la même cause.

La périostite est tantôt la suite d'une ulcération de la peau qui aura gagné en profondeur; tantôt elle est primitive, et présente les caractères anatomiques ordinaires.

Consécutivement à cette périostite, les os dont la vitalité est amoindrie s'enflamment, se nécrosent, et des séquestres s'éliminent assez vite par les trajets fistuleux ayant donné passage aux produits inflammatoires.

Quand ces dernières lésions acquièrent un haut degré d'intensité, on peut observer, comme nous l'avons dit, la perte d'un membre ou d'une portion de membre (*Lepra mutilans*). Toutes ces manifestations et ces mutilations surviennent en général sans douleur, parce qu'à l'époque où elles ont lieu, l'anesthésie existe déjà.

L'anesthésie ne doit pas entrer seule en ligne de compte pour expliquer ces mutilations et ces troubles variés ; car les influences extérieures ont la plus grande part dans leur production, et, si on les éloigne, le malade a de grandes chances pour conserver ses membres, malgré le défaut d'innervation.

Nous voyons donc, par le parallèle que nous venons de faire des lésions que l'on rencontre dans la lèpre, avec celles qui surviennent consécutivement aux lésions traumatiques ou aux irritations nerveuses, que les accidents suivent une marche analogue et qu'il existe la plus grande ressemblance dans les deux processus morbides. On peut les rapprocher, tous deux sous le nom de troubles trophiques résultant des lésions irritatives des nerfs périphériques.

Si, chez les lépreux, on examine quel est l'état d'intégrité des nerfs de la vie végétative, on trouve qu'ils ont tous subi une atteinte profonde ; en effet, quand on produit une excitation avec l'ongle sur la surface de la peau, c'est à peine si l'on parvient, sur quelques points, à obtenir des traînées rouges et blanches ; l'électricité elle-même est impuissante à provoquer la moindre réaction, le moindre resserrement des vaisseaux.

Les congestions vasculaires consécutives à l'impression de la chaleur ou du froid, sont dues aux mêmes causes que celles que nous venons d'énoncer plus haut.

Est-ce que dans la lèpre, la peau ne subit pas une sorte d'hypertrophie générale ou partielle ? Est-ce que les glandes sudoripares ne s'atrophient pas, ainsi que les glandes sébacées, comme à la suite des lésions traumatiques des nerfs ? nouveau point de ressemblance entre les lésions trophiques de la lèpre et celles qui sont relatives à des irritations nerveuses.

Mais l'analogie ne s'arrête pas là, puisque les muscles subissent la même altération dans les deux cas. Dans la lèpre, ils deviennent granulo-graisseux et perdent leur contractilité électrique (Obs. 1). Les muscles des éminences thénar et hypothénar sont en général les premiers dégénérés. Il faut dire toutefois que les troubles de la motilité ne tiennent que le second plan par rapport à ceux de la sensibilité. On ne peut expliquer cela que par la position plus superficielle des nerfs sensitifs et de leurs extrémités qui étant plus exposés aux influences fâcheuses du dehors, prennent une plus grande part aux altérations de la peau.

Nous avons vu que certains filets nerveux pouvaient être comprimés, puis détruits par cette sclérose, qui se développe sur le trajet des nerfs ; voilà pourquoi, dans un groupe de membres, ceux qui sont animés par les nerfs malades deviennent graisseux et s'atrophient, tandis que les autres qui sont innervés comme par le passé, conservent leur état normal.

Cette paralysie entraîne souvent à sa suite des difformités particulières, comme celles que nous avons notées à la main (espèce de griffe), aux pieds et qui sont sous la dépendance des muscles non envahis.

L'accumulation du sang se fait de préférence dans les vaisseaux malades qui reçoivent le moins d'influx nerveux. Si les malades mettent leur bras dans une position déclive, les vaisseaux se dilatent énormément, la peau devient violacée et le fluide sanguin ne peut plus lutter contre la pesanteur, puisque les parois vasculaires ne réagissent plus.

Si dans ces conditions on vient à piquer avec une aiguille ces petits capillaires, il se fait, comme nous l'avons dit à la symptomatologie, une hémorrhagie qui ne s'arrête que difficilement, car le vaisseau ne peut pas se resserrer assez pour rétrécir l'orifice de la blessure.

On voit donc d'après tous ces faits : 1° Que les nerfs trophiques des points où la peau est très-altérée sont complétement paralysés, puisque les phénomènes qui dénotent leur intégrité ne sont plus apparents.

2° Et que les autres points du corps qui paraissent sains en apparence, sont cependant sous le coup de cette paralysie, d'après les expériences rapportées plus haut.

Les centres nerveux nous ont paru intacts; toutes les lesions que nous avons trouvées portaient sur les troncs conducteurs. Il ne nous a pas été donné d'examiner la périphérie des nerfs sur nos préparations. Devant ce résultat, que doit-on conclure ? 1° Il ne s'agit pas d'une lésion des centres marchant à la périphérie ; — 2° Les troncs nerveux conducteurs sont malades primitivement ou consécutivement. Sont-ils malades primitivement? nous ne le croyons pas, attendu que les altérations primitives des troncs nerveux se produisent par d'autres phénomènes que les symptômes de la lèpre.

Nous croyons que l'irritation qui touche d'abord aux extrémités terminales des nerfs et produit à la périphérie l'altération initiale, suit la marche ascendante de cette altération et que le tronc nerveux participe à ces impressions irritatives réparties aux extrémités, de sorte que les cellules trophiques des nerfs pourraient bien n'être pas localisées à la moelle, et que les terminaisons cellulaires des rameaux nerveux joueraient à leur égard ce rôle de cellules trophiques.

Les lésions que l'on rencontre sur les muqueuses offrent la plus grande analogie avec celles que nous avons décrites sur la peau; mais elles n'arrivent que plus tard, quand la surface cutanée est déjà envahie sur presque toute son étendue. Celles qui ont été le mieux étudiées sont : la muqueuse des yeux, du nez, de la bouche et du larynx. Virchow émet des doutes sur l'envahissement de la muqueuse intestinale, et cependant son altération est des plus nettes, au moins l'avons nous remarqué chez notre jeune malade, qui pendant la vie avait eu une diarrhée des plus caractéristiques.

La langue porte des tubercules qui peuvent être d'un volume plus ou moins considérable, ayant leur siége dans la muqueuse et *pouvant suivre toutes les phases d'évolution des tubercules de la peau*. Cependant leur ulcération est plus facile et plus rapide que sur le tégument externe, d'une part, à cause de la qualité épithéliale, d'autre part, cause du contact incessant des aliments, qui viennent irriter la surface de la muqueuse dénudée et provoquer plus facilement une réaction inflammatoire. La muqueuse linguale présente à l'œil nu des surfaces circulaires blanchâtres où on ne reconnaît plus les papilles, avec des petits points jaunâtres facilement énucléables et laissant de petits godets ou cupules qui rendent ces surfaces anfractueuses. Cette apparence est due à la fonte et à l'élimination des cellules de nouvelle formation.

Au microscope, on reconnaît que cette altération est la même que dans le derme et que les tractus formés par les cellules embryonnaires ont une disposition tout à fait identique à celle de la peau. De plus, les fibres musculaires de la langue subissent une dégénérescence granulo-graisseuse, qui était très-manifeste sur langue de notre malade, ce qui nous donne l'explication de la difficulté qu'il éprouvait à articuler les sons.

On comprendra aussi pourquoi la sensation du goût devient si imparfaite : c'est parce que les papilles sont détruites, ainsi que les nerfs qui les animent; cette sensation n'existe plus que dans les points où la muqueuse est saine ou peu dégénérée vers la base de la langue. Les ulcérations peuvent se cicatriser sous forme de dépressions profondes avec callosités épaisses, qui vont jusqu'au tissu musculaire de la langue.

Sur le voile du palais et la muqueuse palatine, on trouve également des saillies tuberculeuses qui ont une évolution analogue à celle de la langue. Le travail finit par nécroser la voûte palatine et établit, comme nous l'avons constaté, une communication directe avec les fosses nasales.

L'épaississement du voile du palais et les ulcérations relèvent du processus général, qui porte aussi ses ravages sur la membrane pituitaire, l'une des premières altérées, probablement à cause du passage de l'air qui vient se mettre continuellement en contact avec elle. Elle se desquame, et des taches rouges, des plaques tuberculeuses plus ou moins molles, ulcérées çà et là l'envahissent entièrement, deviennent la cause des épistaxis si difficiles à arrêter et des croûtes formées par dessiccation des produits de sécrétion exhalés à sa surface.

Quand l'ulcération gagne en profondeur, elle peut perforer soit la cloison, soit le plancher des fosses nasales, en nécrosant ces différentes parties. Le tissu sous-muqueux est alors infiltré, les bords de la plaie sont épais et relevés. Virchow dit n'avoir jamais vu de perforations, mais cependant elles existent et elles ont été signalées dans les observatn s que nous avons lues ou que nous rapportons.

Il va sans dire que ces ulcérations, comme celles de la bouche peuvent se cicatriser, mais c'est plus rare pour cette muqueuse que pour celle de la langue.

Le laryngoscope, entre les mains de M. Moura-Bourouillou et l'examen microscopique ont fait constater sur le larynx des lésions en tout semblables à celles de la peau. Ce sont d'abord des changements de coloration faciles à apercevoir sur les cordes vocales qui, normales, ont une couleur si caractéristique. A ces taches succèdent des tubercules ou granulations tuberculeuses qui peuvent ressembler, à une certaine époque de leur évolution, à des papules syphilitiques, mais en diffèrent par leur vascularisation plus grande. Quelquefois, elles prennent le caractère d'une infiltration grisâtre déformant les cordes vocales.

Ces tumeurs lépreuses ulcérées peuvent arriver jusqu'aux cartilages qui sont détruits en totalité ou en partie, et rejetés au dehors, comme on l'a vu à la symptomatologie.

La glotte est quelquefois fermée par la formation d'une adhérence due à l'épaississement des cordes vocales, qui ont par conséquent perdu la faculté de vibrer.

L'épiglotte, dont les bords sont comme taillés à l'emporte-pièce, se déforme, s'ulcère en certains points, se recoqueville, en sorte qu'elle ne ferme qu'incomplétement l'orifice du larynx.

Les ulcérations du larynx et de la trachée, consécutives à la fonte des tubercules lépreux, pénètrent très-profondément à travers le tissu sous-muqueux et les faisceaux élastiques. Le peu de tissu graisseux est aussi envahi par la prolifération lépreuse.

Le calibre de la trachée et du larynx peut, par le fait des tubercules ou des cicatrices d'ulcération, se rétrécir tellement qu'on a peine à y introduire un stylet.

Danielsen et Bœck citent des cas où le processus pathologique ne s'arrêtait pas au larynx et à la trachée, mais gagnait les bronches ; nous n'avons pas été à même d'observer ce fait sur notre malade, dont les altérations laryngées étaient cependant fort avancées.

Là, comme dans la peau, c'est un processus irritatif qui part de la couche superficielle du derme, envahit sa profondeur et retentit consécutivement sur les glandes. Dans la figure 10, le processus est indiqué sur les glandes, le cartilage, etc. Les culs-de-sac glandulaires (B) paraissent s'agrandir, les lamelles du tissu conjonctif, qui séparent chaque groupe, deviennent par place plus épaisses.

Dans d'autres points, nous avons vu des culs-de-sac rompre leurs parois et communiquer avec leurs voisins.

L'intérieur de ces culs-de-sac glandulaires était rempli d'un épithelium nucléaire en voie d'altération granuleuse.

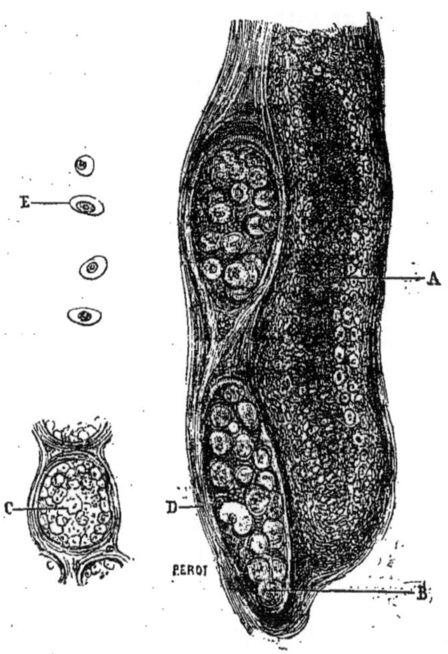

Fig. 10.

Il nous a paru aussi que le cartilage (A) était plus épaissi et en voie de multiplication cellulaire.

Il est certain que les auteurs qui ont placé les tubercules dans les follicules muqueux n'avaient pas examiné les tubercules au microscope, car ils n'auraient pas commis cette erreur, puisque la lèpre des muqueuses ne diffère pas, quant à ses manifestations et son siége, de ce qu'elle est sur la peau.

Les poumons de notre jeune malade étaient farcis de tubercules à toutes les phases de leur évolution ordinaire ; aux sommets, on trouvait autour des tubercules des traces de pneumonie chronique interstitielle.

L'examen microscopique a, du reste, démontré l'existence d'une pneumonie caséeuse bien déterminée et de petits tubercules en voie de dégénérescence graisseuse.

La phthisie ne figure qu'au nombre de 3 dans la statistique de Danielsen et Bœck, comme complication de la lèpre ; nous croyons que ce chiffre est au-dessous de la moyenne, car les relations autopsiques que nous avons lues nous dénotent la présence de tubercules aux sommets.

La pleurésie, fréquente chez les lépreux, laisse des traces de son passage ; tantôt ce sont des adhérences des deux feuillets, tantôt c'est un épaississement de la plèvre, tantôt une suffusion séreuse dans l'une ou l'autre cavité, avec fausses membranes plus ou moins récentes. D'autres fois, Danielsen et Bœck ont vu des taches et des *tubercules lépreux* aux différents stades de leur développement. Nous ne pouvons émettre aucune opinion sur ces altérations, que nous n'avons pas été à même de voir personnellement.

Parmi les lésions viscérales, nous mentionnerons les altérations des testicules chez l'homme, et des ovaires chez la femme. A l'œil nu on trouve les testicules atrophiés, durs. A la coupe, la tunique vaginale est épaissie, tendineuse et la substance testiculaire est colorée en gris brun. Près de la queue de l'épididyme, on a constaté des noyaux jaunes, entourés d'un tissu dur, lardacé, qui remontaient jusque près de la tête de l'épididyme.

Au point de vue histologique, on trouve des différences qui portent à la fois sur la capsule, le tissu interstitiel et les tubes séminifères.

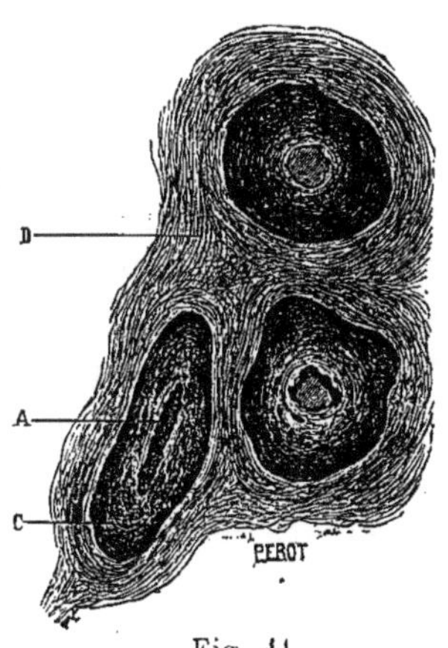

Fig. 11.

1° La capsule est considérablement épaissie, plus dense, plus fibreuse. Les vaisseaux de la capsule offrent cette lésion que l'on a rencontrée déjà si fréquemment, à savoir : cette dilatation énorme dans quelques points et contenant la matière colorante du sang d'un rouge vif.

2° Les tubes ont une paroi quatre ou cinq fois plus épaisse

qu'à l'état normal (C. Fig. 11), formée d'un tissu conjonctif qui se confond à la périphérie avec le tissu interstitiel d'une part (D. Fig. 11) et qui, d'autre part, laisse à peine à la lumière A du tube un espace restreint où on trouve encore quelques débris de cellules épithéliales. Le tissu cellulaire interstitiel est transformé lui-même en tissu fibreux et forme ainsi une sorte de gangue commune, se confondant avec la paroi du tube.

En résumé le testicule de notre malade qui n'avait jamais eu d'affection testiculaire, ni d'épididymite, a subi une véritable transformation fibreuse dans toutes ses parties, et la portion sécrétante de l'organe, la partie véritablement parenchymateuse, est presque complétement anéantie. Ce travail de formation d'un tissu nouveau est évidemment ancien : nulle part on ne surprend le processus en voie de développement. Sur tous les points de la coupe c'est un tissu adulte dont l'évolution est achevée. Tel qu'il est aujourd'hui, ce testicule correspond physiologiquement à l'annulation presque complète de ses fonctions; aussi les malades qui les portent n'ont-ils plus aucun désir génésique, quand la lésion arrive à ce degré ; il n'en est pas de même au début de cette modification du testicule. Sous l'influence de la congestion sanguine qui a présidé à ce travail inflammatoire et dont on retrouve des traces dans les vaisseaux dilatés de la paroi, une excitation des fonctions génésiques se produit et s'épuise peu à peu, pour cesser complétement et sans espoir de retour, cette sclérose du testicule étant véritablement incurable.

Les femmes perdent toute faculté de reproduction. A la surface de l'ovaire et de l'utérus il y a parfois une infiltration inégale de masse tuberculeuse qui envahit la substance même. Les règles cessent et les mamelles s'atrophient.

Nous avons dit que la maladie entravait le développement physique du corps.

L'intestin est rarement malade chez les lépreux ; ce n'est guère que vers vers la fin de la maladie, qu'on remarque des troubles notables dans les fonctions du tube digestif.

Nous avons cependant pu constater que l'analogie était des plus grandes entre les lésions de la peau et celles de l'intestin.

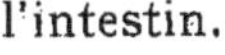

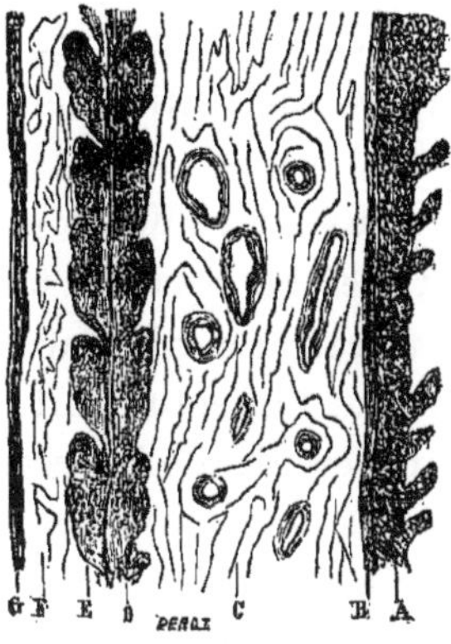

Fig. 12.

On peut voir d'après les planches 12 et 13, qui ont été dessinées d'après une préparation microscopique, que c'est la muqueuse qui présente les altérations les plus avancées et que le début a lieu dans la couche superficielle à la base des papilles en C.

La couche sous-muqueuse ne se prend que consécutivement.

La figure 13 montre que les points les plus éloignés de la muqueuse sont intacts ; ce qui est remarquable dans le cas actuel, c'est la prolifération dans la couche musculaire, circulaire et longitudinale ; cette prolifération peut avoir lieu avant même que la muqueuse ne soit prise, comme on peut s'en assurer sur la figure 12.

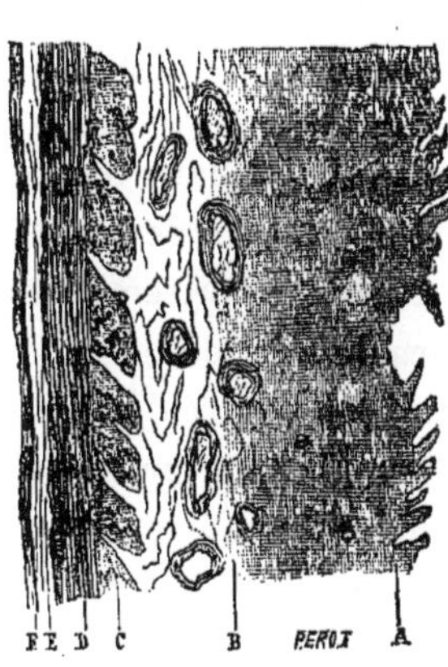

Fig. 13.

Dans les deux préparations que nous avons examinées, nous avons pu nous rendre compte de l'épaisseur considérable qu'avait acquis le tissu cellulaire sous-muqueux, de l'énorme volume des vaisseaux, en un mot de l'analogie qui existe entre ces destructions et celles de la peau.

La figure 13 représente la coupe de l'intestin au niveau

d'une ulcération. On remarque que la muqueuse A est envahie dans toute son épaisseur par le produit de nouvelle formation qui s'étend jusqu'à une partie du tissu sous-muqueux B. C'est à peine si l'on voit encore à la surface interne quelques rares villosités plus ou moins déformées.

Ces altérations, analogues à celles de la peau, sont le résultat de la prolifération périvasculaire qui entraîne une destruction et une nécrose moléculaires de toute la muqueuse, dont les glandes sont prises consécutivement, et subissent le même sort.

Les ulcérations de l'intestin peuvent se développer sur les glandes de Peyer et se cicatriser ou perforer la membrane intestinale. On a noté dans certains cas que la surface externe de l'estomac et de tout l'intestin était comme tapissée d'un grand nombre de tubercules de diverses grandeurs, avec adhérence des intestins entre eux. Ces altérations ne surviennent qu'autant que la maladie a régné longtemps sur la peau et a causé des ravages considérables.

Annexes du tube digestif. — Le foie a pu présenter des tubercules sur sa face externe, ainsi que des traces de péritonite ancienne. Nous allons rapporter ce que nous avons vu chez notre malade, dont le foie n'offrait rien de particulier à l'extérieur, tandis que l'examen microscopique démontrait que ses cellules étaient en dégénérescence graisseuse, comme on l'a presque toujours constaté dans les examens sérieux qui ont été faits. De plus, autour de la gaîne des gros vaisseaux, on voyait une prolifération embryonnaire assez abondante ; cette prolifération se poursuit à peine dans les lobules ; il y a donc un léger degré de cirrhose localisée autour des vaisseaux d'un fort calibre. A part ces lésions de nutrition, il existe, dans toute l'étendue de l'organe, une congestion qui se traduit différemment autour des groupes de cellules encore conservées, ou près des cellules adipeuses.

Dans le voisinage des faisceaux de tissu cellulaire encore

intacts, les travées vasculaires, qui tiennent si peu de place à l'état normal, sont ici très-développées et remplies de globules rouges et blancs du sang.

Ce développement exagéré de circulation a compromis en tous sens les cellules dont les travées sont considérablement amincies. Autour des cellules chargées de graisse et malgré le gonflement de ces cellules, on retrouve dans tous les points des traînées de capillaires contenant des globules blancs et rouges.

En résumé, les lésions de foie sont de deux ordres :

1° Congestion générale de l'organe, tenant sous sa dépendance la cirrhose du foie ;

2° Surcharge adipeuse des cellules hépatiques.

Dans la rate il y avait une augmentation de volume des glomérules de Malpighi ; la surface externe était indemne de tubercules. Les auteurs, dans certains cas, en ont fait mention.

Le pancréas est presque toujours normal.

Quant aux glandes mésentériques, on les a toujours trouvées hypertrophiées; leur augmentation de volume tient sans doute aux ulcérations qui se développent à la surface de la muqueuse intestinale et en particulier sur les plaques de Peyer.

Le péritoine et les épiploons n'offraient aucune altération de couleur ni de consistance chez notre malade, mais Danielsen et Bœck y ont quelquefois vu des tubercules; rien n'était respecté, et on les trouvait sur tous les organes de la cavité splanchnique.

Dans la lèpre, les capsules surrénales et les reins sont presque toujours altérés. Ces derniers portent la trace de néphrites chroniques.

Chez notre malade, il y avait, par points, des traces de néphrite parenchymateuse et on apercevait l'épithélium flotter dans la cavité par suite d'une très-légère desquamation épithéliale.

C'est ce qui expliquerait pourquoi les urines étaient, à certains moment, si troubles et si chargées en cellules épithéliales et pourquoi on a constaté de l'albumine.

Pour nous rendre compte du mouvement d'irritation qui caractérise les transformations de la lèpre, nous avons examiné comparativement la peau d'un chien, au niveau d'une incision pratiquée quelques jours auparavant.

Au lieu d'un processus, à marche régulière, des couches superficielles aux couches profondes de la peau, nous avons observé presque tout le contraire. Dans toute l'épaisseur de la peau qui intéresse l'épiderme, le derme, le tissu sous-cutané et quelques fibres musculaires (comme on peut le voir figure 14), on retrouve bien les cellules de nouvelle formation ; mais elles sont très-rares dans le derme A B C, qui a conservé ses fibres élastiques et conjonctives. Au contraire, c'est au milieu des vésicules adipeuses D, autour des faisceaux musculaires F, que le mouvement inflammatoire a son point de départ ; c'est dans ces points que le tissu de néo-formation s'organise par le processus bien connu, dans lequel les parois des vésicules adipeuses et les travées qui séparent leurs groupes, deviennent le siége d'une prolifération embryonnaire abondante. De plus, dans cette inflammation artificielle, le rôle des vaisseaux est loin d'avoir l'importance qu'il a dans la lèpre. La paroi

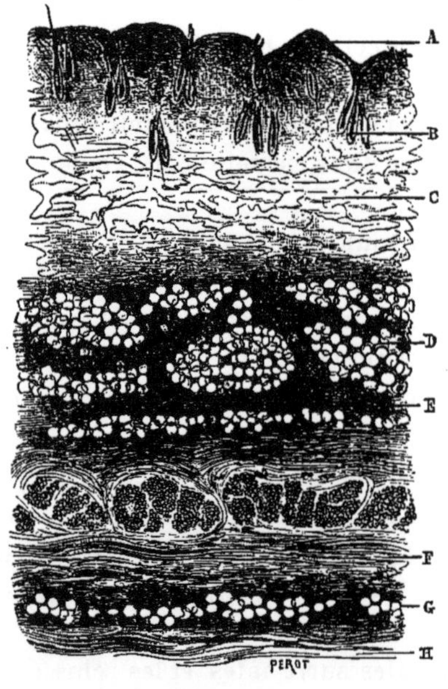

Fig. 14.

des vaisseaux est peut-être là encore le premier siége de la prolifération. Mais, sauf l'épaississement de la paroi, les vaisseaux sont peu nombreux ; on n'observe ni ces dilatations, ni ces flexuosités, ni ces affaissements, ni ces injections pseudo-sanguines, ni enfin cette régularité de prolifération péri-vasculaire que nous avons signalés précédemment.

De cette étude, on peut conclure que la marche d'irritation dans la lèpre est d'abord superficielle, puis profonde ; que les vaisseaux, pour une raison ou pour une autre (dans laquelle le système nerveux doit avoir une large part), jouent un rôle capital dans la genèse de cette maladie.

Nous ne pouvons que rapporter ce qui a été dit par les médecins suédois, sur les altérations de la moelle et de ses enveloppes ; jusqu'à présent elles n'ont pas été reconnues par d'autres observateurs.

Ces auteurs auraient trouvé une raréfaction des cellules ganglionnaires de la substance grise et une varicosité des filets nerveux primitifs, surtout dans les points sclérosés.

Parfois la substance de la moelle épinière a paru injectée et avoir acquis une consistance et une ténacité tout à fait anormales ; enfin on l'a vue perdre son volume et s'atrophier au point de devenir grosse comme un crayon. Les altérations ont toujours été plus prononcées à l'égard des régions cervicale et lombaire.

On a remarqué aussi que les membranes, et en particulier le tissu séreux sous-arachnoïdien, étaient le siége d'une exsudation albumineuse du côté de la face postérieure de la moelle, avec prolongements sur les racines postérieures des nerfs, mais rarement sur la partie antérieure de la moelle.

Dans le crâne, on a trouvé aussi ces exsudations, particulièrement au point d'origine des 5e, 6e, 7e et 8e paires de nerfs.

Le ganglion de Gasser aurait particulièrement attiré

l'attention des observateurs, à cause de ses altérations auxquelles on a voulu faire jouer un rôle dans l'anesthésie du visage. C'était, comme dans la moelle, une exsudation séro-albumineuse épaisse et opaque, ayant collé ensemble les filets nerveux du ganglion.

Toutes les recherches ont été entreprises à une époque où l'anatomie pathologique de la moelle et de ses enveloppes était loin d'être aussi avancée qu'elle est aujourd'hui ; par conséquent il faut attendre que de nouvelles observations aient corroboré celles de Danielsen et Bœck, pour décider la part qu'il faut imputer au cerveau et à la moelle dans la série des accidents de la lèpre.

Chez notre malade, malgré la plus minutieuse attention, nous n'avons rien trouvé qui méritât d'être signalé. Les méninges étaient normales, sans plaques laiteuses et sans adhérence. Le cerveau, examiné couche par couche, possédait la dureté et l'aspect ordinaires. La moelle était saine, les racines rachidiennes étaient d'un beau blanc et sans trace d'épaississement des méninges à leur niveau.

Les veines spinales postérieures n'offraient pas cette dilatation et cette varicosité mentionnées dans certains cas par les auteurs, ainsi que le dépôt albuminoïde que l'on a constaté sur la membrane arachnoïdienne. En un mot, à l'œil nu, les centres nerveux, y compris les ganglions du grand sympathique, étaient parfaitement sains.

Seuls les sciatiques étaient épaissis, mais ne présentaient pas de tumeurs ou de tuméfactions sur leur trajet; nous avons vu ce que l'examen microscopique avait fait découvrir de particulier dans leur texture.

Voies circulatoires. — Chez le malade que nous avons examiné, le cœur n'offrait rien d'anormal. Mais souvent la surface externe porte des plaques laiteuses ou des adhérences avec le feuillet pariétal, dues à des endocardites anciennes.

Les fibres musculaires ont paru dans certains cas subir un commencement de dégénérescence graisseuse.

Les cavités et les orifices n'offrent rien qui mérite de fixer notre attention ; mais elles peuvent accidentellement être le siége d'altérations valvulaires. se traduisant pendant la vie par les symptômes qui leur sont propres, et qui n'ont aucune liaison directe avec la lèpre.

Les ganglions lymphatiques du voisinage, à une période avancée de la maladie, s'hypertrophient et prennent une consistance plus molle.

Nous avons parlé des altérations des capillaires de la peau, des nerfs et de l'intestin qui sont de même nature, et consistent en un épaississement des parois; nous n'y reviendrons donc pas, mais nous ne pouvons quitter ce chapitre sans parler brièvement des altérations du sang et des hypothèses qui ont été émises par les auteurs.

On est loin d'être fixé sur la nature de la dyscrasie du sang. Il est bien évident qu'une maladie qui retentit aussi profondément que la lèpre sur le système cutané, doit entraver ses fonctions d'exhalation et modifier la composition du fluide sanguin; attendu que les produits excrémentitiels, ne pouvant plus s'éliminer par la peau, doivent forcément s'accumuler dans le sang pour suivre une autre voie d'excrétion, principalement celle du rein, qui est tout à fait insuffisante.

Nos observations personnelles ne nous permettent pas de dire quels sont les éléments qui prédominent dans le sang, car l'analyse n'en a pas été faite.

Je serais porté à croire que l'altération du sang ne survient que consécutivement à celle de la peau. On a prétendu qu'il y avait une augmentation des albuminates, que le sérum y était en trop faible quantité, et que cet excès d'albumine serait la cause des productions albuminoïdes que Danielsen et Bœck ont signalées sur les méninges, nous n'avons pas été à même de l'observer. La fibrine peut aussi être en excès.

M. Bautmy a trouvé, dans une analyse qu'il a faite du sang d'un lépreux, une augmentation énorme dans la quantité de graisse qui s'élevait à 5,064 p. 1000. L'hématine était aussi en abondance chez ce lépreux (11,428 p. 1000)

Par ces données, on voit que, chez les malades, les substances thermogènes et dynamogènes ne sont pas suffisamment brûlées dans les capillaires de la peau, d'où leur accumulation dans le sang; on conçoit donc le rôle que peut jouer la mauvaise alimentation chez un individu possédant une prédisposition héréditaire et soumis à des influences atmosphériques fâcheuses.

Il y a une relation intime entre la composition du sang et l'intégrité des vaisseaux capillaires; en effet, le système nerveux tient sous sa dépendance l'élément musculaire des vaisseaux : donc il peut, en permettant ou en empêchant l'afflux d'une certaine quantité de liquide nourricier, avoir une influence sur la nutrition et la dénutrition des tissus, par conséquent sur la composition du sang.

On a dit aussi que l'albumine et la fibrine en excès dans le sang diminuaient quand la poussée tuberculeuse avait eu lieu; il faut attendre de nouvelles analyses pour se prononcer catégoriquement.

CHAPITRE V.

ÉTIOLOGIE DE LA LÈPRE.

Il convient de distinguer trois termes dans l'étiologie de la lèpre : 1° l'hérédité, 2° l'origine autochthone, 3° la contagion.

Danielsen et Bœck sont à peu près les seuls qui aient pu tirer de leurs nombreuses statistiques des conclusions devant se rapprocher de la vérité. Ils pensent que l'hérédité joue un très-grand rôle dans la dispersion de la lèpre.

C'est ce qu'ils font ressortir de leur statistique de l'hôpital Saint-Georges, où sur 145 spédalsques tuberculés, 127 le sont devenus par hérédité, et où sur 68 spédalsques anesthétiques, 58 le sont devenus par la même cause.

En outre, cette statistique fait voir que l'hérédité serait plus fréquente dans la ligne collatérale que dans la ligne directe, et, chose bizarre, la maladie se déclarerait beaucoup plus souvent dans la deuxième et la quatrième génération que dans la première et la troisième.

Nous avouons que ces faits sont un peu en contradiction avec les lois ordinaires de l'hérédité, et que par conséquent on ne doit pas attacher une trop grande importance à ces données, qui ont besoin de nouveaux faits pour servir de base à une certitude.

Godard, et avec lui une foule d'autres auteurs, admettent l'hérédité et en citent de nombreux exemples. Godard s'exprime ainsi : « La maladie arrive plus tôt chez eux, et on peut dire que les lépreux par hérédité meurent plus jeunes. » Il a vu des exemples de lèpre transmise héréditairement par la mère; mais n'en a jamais vu venant des grand-père ou grand'mère, oncles ou tantes. L'hérédité est plus fréquente du côté maternel que du côté paternel.

Godard donne, à côté de cela, de nombreux exemples d'enfants nés de lépreux, mais non malades.

Exemple : l'observation Ambdo, musulmane (page 208), (Jérusalem, 23 juillet 1862). La femme qui fait le sujet de cette observation, dit qu'on peut coucher, vivre et dormir avec des lépreux sans le devenir. Puis vient l'exemple d'une femme ayant vécu cinq années avec un lépreux sans l'avoir été elle-même dans la suite (fait à opposer à la contagion).

Pérez Gonzalès admet aussi l'hérédité comme étant une cause très-fréquente du développement de la maladie chez les gens pauvres.

Nous pensons donc, d'après les observations citées dans les auteurs et les renseignements que nous avons pu recueillir de la bouche de médecins des colonies ayant vu beaucoup de malades, que l'hérédité serait une cause puissante de propagation de la lèpre, et c'est du reste, pour cette raison, qu'on a cherché de tout temps et dans tous les pays, à séquestrer les lépreux.

Cette maladie, fort répandue en France lors des croisades, a dû en grande partie sa disparition aux mesures de séquestration que l'on a prises à cette époque.

Bien que cette cause soit pour beaucoup dans la production de la lèpre, il n'est pas douteux pour nous que les influences extérieures ne soient au moins aussi aptes à l'engendrer. Les observations que nous citons viennent à l'appui de ce que nous avançons, puisque l'hérédité que nous avons fouillée avec le plus grand soin, ne peut nous donner la clef du développement de la maladie chez nos malades. Et d'ailleurs, quand on parle d'herédité, il faudrait distinguer si les cas de lèpre se sont montrés sur les ascendants paternels ou maternels, avant ou après la naissance des descendants; car, si cette indication n'a pas été donnée, on peut toujours mettre cette affection sur le compte des influences climatériques ou autres.

Les cas spontanés de lèpre sont rares dans nos climats; nous en citons cependant un cas dans notre travail. Du reste, comme le dit fort bien le docteur Brassac, la plupart des observations faites en France à notre époque sont relatives à des cas de lèpre spontanés, présentés par des individus le plus habituellement d'origine européenne, mais ayant séjourné plusieurs années dans les régions du globe où la lèpre est endémique ; ou par des individus nés dans ces régions et les ayant habitées jusqu'à un certain âge.

Les causes probables du développement de la lèpre, qui ont été signalées après l'hérédité, doivent être recherchées dans l'influence que peuvent avoir les climats, les aliments, le moral, etc.

La lèpre est comprise entre les 35e degrés de latitude

nord et sud de l'Equateur, c'est-à-dire dans toutes les parties chaudes du globe. Elle est commune aux Indes-Orientales, aux Antilles, au Japon, en Chine, en Syrie, en Turquie, en Grèce, en Egypte, dans le sud de l'Italie et de l'Espagne.

Dans l'Amérique du Sud, à Caracas, d'après ce que nous a dit un voyageur, il y a un quartier exclusivement habité par les lépreux, qui vivent et se multiplient entre eux.

Mais c'est en Suède et en Norvége qu'ont été faites, dans ces dernières années, les plus belles recherches.

Autrefois fort répandue en France, ainsi que nous l'avons dit plus haut, elle est devenue extrêmement rare, d'une part à cause de la séquestration, et ensuite parce que les conditions d'hygiène et d'alimentation sont devenues bien meilleures.

Les climats extrêmes prédisposent particulièrement à cette maladie.

Les médecins, qui exercent dans les pays chauds, font jouer un immense rôle à la chaleur humide, aux variations brusques de température, qui excitent le système nerveux et les fonctions de la peau en provoquant des sueurs abondantes qui dépriment les individus.

Les peuples qui s'adonnent à la pêche sont soumis à deux causes de production de la lèpre ; d'une part, le froid humide des baies profondes et du bord de la mer, qui nécessite des vêtements très-chauds qu'ils ne changent que très-rarement, et d'autre part une alimentation exclusivement composée de salaisons, de graisses et de viandes excitantes. Dans de telles circonstances, la peau, qui est constamment d'une grande malpropreté, se trouve dans de mauvaises conditions pour remplir ses fonctions d'exhalation cutanée.

La suppression des transpirations, les insolations répétées, les bains froids pris quand le corps est en moiteur, les fatigues corporelles excessives, en un mot toutes les causes qui peuvent surexciter outre mesure les fonctions de la peau ou du système nerveux, sont ou peuvent être la cause du mal.

Chez tous les malades que nous avons pu observer, et surtout chez ceux qui avaient déjà des tubercules, où la maladie siégeait-elle ? C'était principalement sur la face, les oreilles, le cou, les mains, les avant-bras et les pieds, c'est-à-dire d'abord sur les parties découvertes, celles qui sont par conséquent exposées le plus directement aux influences extérieures et où la circulation cutanée est très-active et le réseau artériel très-développé. C'est aussi dans ces régions que les tubercules ou les indurations de la peau acquièrent les plus grandes dimensions.

On ponrrait expliquer aussi pourquoi des lésions lépreuses apparaissent de bonne heure vers les lèvres la langue, le voile du palais et le larynx qui sont continuellement balayés par l'air de la respiration dont l'influence délétère affecte inévitablement le larynx et les cordes vocales. La membrane pituitaire est prise presque toujours en même temps que la peau et pour la même raison.

Les influences atmosphériques jouent un rôle important chez presque tous les malades qui ont été soumis à un moment donné, soit à des refroidissements répétés, soit à des variations brusques de température. Ces variations ont une action spéciale sur le système circulatoire cutané, qui subit des alternatives de resserrement et de dilatation finissant par altérer sa texture, si elles sont trop souvent répétées.

En effet, c'est ce que l'on peut constater à l'examen microscopique : la peau fonctionnant mal, l'organisme tout entier s'en ressent.

Le Dr Hyort soutient, contrairement aux assertions de Danielsen et Bœck, que l'hérédité joue un rôle secondaire et que les influences atmosphériques et l'alimentation doivent être regardées comme les causes les plus importantes de sa production et de son extension.

Que de choses n'a-t-on pas dites sur le rôle que pouvait jouer l'alimentation comme cause productrice de la lèpre ?

L'ichthyophagie a été surtout incriminée; les auteurs anciens, de même que les modernes, attachent une grande valeur à ce fait, et on donne à l'appui de cette théorie la disparition de la lèpre dans les îles Féroé, depuis que, par la cessation de la pêche à la baleine qui a fait place à la culture des terres, l'alimentation, d'icthyophagique qu'elle était, a pris un caractère plus varié et réparateur.

La lèpre sévit presque exclusivement chez les peuples qui ne consomment point de pain. Il n'est pas douteux que l'usage de ce dernier aliment et d'une meilleure nourriture a été, pour beaucoup, dans la disparition de la lèpre en France.

L'usage si fréquent des boissons alcooliques dans les pays chauds a été regardé comme une cause de lèpre.

Godard insiste, dans plusieurs de ses observations, sur le rôle que peuvent produire les impressions morales; il cite en particulier la frayeur. Ces phénomènes ne font probablement que hâter les manifestations d'une prédisposition héréditaire ou d'autres causes inconnues.

Les questions d'âge, de sexe, de tempérament et de constitution n'ont fourni que des données incomplètes.

La lèpre peut se montrer à tout âge, depuis le berceau jusqu'à 40 ans. Cependant, ce serait de 10 à 20 ans qu'on rencontrerait surtout la forme tuberculeuse ; et comme les affections de cette nature ne durent en moyenne qu'une dizaine d'années, on comprend que les lépreux ne vivent pas vieux.

L'âge n'a pas grande influence sur la durée de la lèpre ; cependant on peut dire avec Godard que plus elle se déclare de bonne heure, et plus son pronostic est sérieux.

C'est chez l'homme qu'on trouverait la plus grande fréquence; l'homme, en effet, est plus particulièrement exposé aux causes que nous avons signalées plus haut.

La faiblesse de la constitution et le tempérament lymphatique ont été aussi regardés comme très-favorables au développement de la lèpre.

Il nous reste à parler de la contagion, admise par certains auteurs, mais niée par le plus grand nombre.

Pour notre part, nous ne connaissons pas un seul fait authentique de contagion de la lèpre.

La contagion était admise dans l'antiquité; mais, comme à cette époque on désignait sous le nom de lèpre une foule d'affections cutanées (plus ou moins transmissibles), il n'est pas étonnant que les législateurs anciens aient édicté des lois ou pris des mesures rigoureuses pour éloigner toute chance de contagion.

Schilling a poussé très-loin cette idée. Tout récemment, le Dr Drognat-Landré, s'appuyant sur les observations de son père, a fait paraître une brochure dans laquelle il a voulu prouver que la *contagion est la seule cause de propagation de la lèpre*. La lecture de son mémoire ne nous a pas convaincu.

A côté de cette opinion, nous citerons celle de Danielsen et Bœck, si compétents en cetie matière :

« Parmi la foule de spédalsques que nous avons observés par centaines et que nous avons journellement fréquentés, il n'existe pas un seul exemple que le mal se soit étendu par la contagion. Nous connaissons beaucoup de mariés dont l'un a été spédalsque, qui ont vécu nombre d'années ensemble, et conjugalement, sans que l'autre ait été attaqué de la maladie. C'est aussi un grand bonheur pour notre pays que la spedalsked n'y soit pas contagieuse ; car s'il en eût été autrement, elle aurait immolé un bien plus grand nombre de victimes. »

Voilà une opinion nettement formulée et qui est en contradiction formelle avec celle du Dr Drognat-Landré.

D'ailleurs Godard, Bazin et Brassac ne croient nullement à la contagion.

Il y a quelques années, une vaste enquête sur la lèpre a

été provoquée par les médecins anglais. Sur 52 colléges médicaux des pays où elle sévit, quelques médecins, de quatre colléges seulement ont admis la contagion.

Rayer cite un de ses élèves qui, à plusieurs reprises, revêtit les habits d'un lépreux sans aucun résultat fâcheux.

Par l'institution des lazarets, le lépreux était séquestré et ne pouvait contracter d'alliance qui aurait pu devenir la source d'une transmission héréditaire.

Virchow est partisan de l'hérédité et pense aussi que l'on doit attacher une certaine importance aux relations diététiques, et en particulier à l'usage du poisson de mauvaise qualité. Il n'admet pas la contagion.

Disons, pour terminer, que l'idée de la contagion ne nous semble nullement prouvée, et que nous attendons, des faits sérieusement observés et livrés à la publicité, la preuve de la théorie émise par certains auteurs sur la contagion de la lèpre.

CHAPITRE VI

DIAGNOSTIC.

Le diagnostic de la lèpre ne présente aucune difficulté pour un observateur attentif, lorsque les tubercules ont envahi la figure ou les mains, et que des taches fauves existent déjà sur la peau. Un œil exercé peut même, à distance, reconnaître le lépreux qui porte sur sa physionomie les stigmates de son mal.

En effet, aucune autre affection ne se présente avec un ensemble de symptômes analogues à ceux que nous avons décrits plus haut. Tout au plus pourrait-on confondre la lèpre avec le mycosis fongoïde, qui possède avec elle quelques points de ressemblance. Mais il suffira, pour éviter cette erreur de lire attentivement l'excellente description qu'a faite de cette dernière maladie notre ami Gillot, dans sa thèse inaugurale. Jamais dans le mycosis on n'a observé les taches anesthétiques rouges, blanches ou fauves, si caractéristiques du début de la lèpre, lequel se signale seul par des excroissances fongoïdes qui se développent sur toute la surface cutanée, isolées ou agglomérées, s'ulcèrent et s'agrandissent rapidement, en donnant un pus ichoreux et fétide, baignant une surface anfractueuse parfois très-étendue.

Ces tumeurs ne sont pas précédées d'anesthésie, de taches livides, comme l'est l'éléphantiasis des Grecs.

De plus, le corps des malades atteints de mycosis est presque littéralement couvert de taches rouges, de plaques lichénoïdes et de tumeurs fongoïdes dont les malades signalent l'affaissement, et, dans certains cas, même la disparition rapide et complète.

Dans la lèpre, rien d'analogue.

L'éléphantiasis des Arabes se localise le plus souvent dans une région du corps, les membres inférieurs, le scrotum plus particulièrement. Souvent il est précédé d'affections chroniques de la peau, telles que des eczémas, des lichens, etc. Les téguments ne présentent d'ailleurs ni taches ni insensibilité ; c'est plutôt une difformité qu'une maladie. Nous avons connu des malades atteints d'éléphantiasis des jambes qui remplissaient des fonctions très-pénibles, sans ressentir d'autres phénomènes qu'un peu de fatigue et de gêne à la fin de la journée.

Je ne mentionne la syphilis que pour mémoire, car son mode d'invasion, d'évolution et la conservation de la sensibilité pendant la durée, ne permettent à aucun titre de la confondre avec l'éléphantiasis des Grecs.

Nous avons dit qu'au début de la lèpre apparaissaient souvent des accès fébriles qui pouvaient, jusqu'à un certain point, faire croire à une fièvre intermittente.

On établira, dans ce cas, le diagnostic, en s'appuyant sur

les renseignements fournis par le malade, l'étude du climat, la périodicité des accès et l'action du sulfate de quinine.

On aura aussi l'attention éveillée par l'apparition presque constante des bulles de pemphigus, tout à fait au début de la lèpre.

La chance d'erreur serait double s'il y avait complicationdefi èvre intermittente ; ce fait, pour avoir été observé, n'en est pas moins très-rare.

On ne devra pas confondre les taches lépreuses avec des éphélides (erreur surtout commise dans les colonies, où ces éphélides sont larges et nombreuses) ; il suffira d'interroger la sensibilité pour établir le diagnostic.

Il y a une grande importance à reconnaître de bonne heure la maladie, attendu qu'à cette époque le traitement et l'emploi des moyens hygiéniques peuvent entraver les progrès de ce processus pathologique.

Quant aux lèpres désignées sous les noms de *morphea alba* et *morphea nigra*, ce ne sont que des variétés de la lèpre, qui empruntent leur dénomination à la différence de coloration que peut présenter l'exanthème cutané.

C'est donc sur l'ensemble des phénomènes extérieurs, sur leur mode d'apparition et de succession qu'il faudra s'appuyer pour faire le diagnostic, soit de la maladie en elle-même, soit de chacune de ses manifestations.

Nous ne voulons pas, comme Bazin dans son traité dee maladies de la peau, faire le diagnostic du molluscum, du lupus tuberculeux, du tubercule syphilitique avec le tubercule lépreux, qui en diffère si complétement ; non plus que de la pelade, du vitiligo, des taches syphilitiques et de l'érythème noueux, d'avec les taches dela lèpre pre ; nous renvoyons le lecteur au chapitre de la symptomatologie, où, chemin faisant, nous avons indiqué les caractères différentiels des manifestations cutanées de la lèpre.

CHAPITRE VII

TRAITEMENT.

Malgré le désir que nous aurions d'indiquer dans ce chapitre la solution du problème de la guérison de la lèpre, nous sommes forcé d'avouer que les investigations faites dans ce but sont restées stériles, et qu'en Amérique, comme dans le nord de l'Europe et ici même, on est encore réduit à des essais et à des tâtonnements.

Nous pensons que les cas de guérison, cités comme tels par les auteurs, ne sont autre chose que des temps d'arrêt plus ou moins longs dans la marche des manifestations de la lèpre.

Les lois de Moïse contiennent la prophylaxie de la lèpre, lorsqu'il parle de l'hygiène des malades et de leurs habitations.

Arétée conseille la plus grande propreté de la peau, que l'on doit entretenir par toutes sortes de moyens (bains répétés).

Il conseille aussi la séparation complète des individus sains d'avec les contaminés, comme cela se pratiquait chez les Grecs. Cette coutume remonte fort loin et se retrouve chez presque tous lespeuples.

Nous savons, d'après les auteurs anciens et les vestiges des bains publics, toute l'importance que les Romains apportaient aux soins de propreté.

Dans le XIIIe siècle, les bains et les scarifications furent regardés comme un puissant moyen préventif.

Le traitement hygiénique est sans contredit le plus efficace. Les personnes bien portantes devront autant que possible mettre la plus grande réserve dans leurs rapports avec les personnes atteintes de la lèpre, ne jamais porter leurs vêtements, ce qui serait (au dire de quelques auteurs), une cause d'infection.

Le changement de climat et les voyages seront conseillés à juste titre à tous les malades, autant pour les soustraire aux influences du milieu, que pour les distraire et agir sur sur le moral, qui n'est pas sans jouer un grand rôle dans la marche de cette grave affection.

Tant que la santé et l'état des forces le permettront, les exercices corporels seront recommandés comme très-salutaires.

Les climats doux, à état hygrométrique constant, seront choisis de préférence à tout autres.

Nous ne pouvons trop insister sur l'importance de la propreté, qui doit être poussée à l'excès dans les linges, les vêtements et sur le corps.

Il importe de soigner les lépreux dans un vaste local, situé en de hors de toute influence palustre, bien aéré, pourvu d'eau en abondance, tant pour l'usage alimentaire, que pour les bains et le nettoyage des linges à pansements.

Le nombre des lépreux ne devra pas, en moyenne, dépasser 3 dans le même appartement, et encore faudra-t-il avoir égard, dans le groupement des individus, à leur éducation et au degré de leur maladie.

La construction des léproseries en rez-de-chaussée, est de beaucoup préférable à la construction en étages, parce que les malades peuvent plus facilement se promener au dehors; d'ailleurs des galeries vitrées devront être annexées aux bâtiments, afin de permettre aux malades de circuler en toute saison.

L'emplacement de ces habitations devra de préférence être choisi sur un lieu élevé, sain, isolé de toute habitation et entouré d'une riche végétation.

On doit, autant que possible, dans les pays chauds, garantir les malades de la piqûre des insectes, des puces, des moustiques, qui peut provoquer une poussée tuberculeuse.

Le remède de la lèpre est encore à trouver; de nombreux et louables efforts ont été faits pour arriver à découvrir cette solution tant désirée.

Depuis longtemps, la saignée et les drastiques ont été employés par les médecins grecs, mais sans résultat.

On a essayé presque toute la pharmacopée pour guérir lèpre.

Il serait oiseux de mentionner ici les nombreux médicaments, qui ont été jugés inutiles ; leur longue énumération se trouve dans le traité de Danielsen et Bœck.

On a, fort à tort, employé les médicaments dits anti-syphilitiques, qui sont contre-indiqués dans cette affection, puisqu'elle n'est certainement pas une manifestation du virus syphilitique, comme on le croyait autrefois.

L'arsenic qui devait naturellement, lors de son apparition dans le domaine de la thérapeutique, être employé aussi, se trouve encore en vogue en Amérique et dans les colonies anglaises. Son effet efficace est de très-courte durée et ne semble nullement motiver l'usage immodéré qu'on en a fait.

Je dirai deux mots de l'huile de Chaulmoogra, qui nous a été indiquée par un malade du pavillon Gabrielle (Obs. 2), comme étant très-usitée dans l'Inde. Le malade s'est soumis volontairement à des essais qui n'ont pas donné tout ce que l'on attendait d'eux. Cette huile se prend *intus* et *extra*.

On commence par 2 gouttes le matin et 2 gouttes le soir ; on augmente d'une goutte, matin et soir, progressivement, jusqu'à concurrence de 50 gouttes le matin et de 50 le soir, ou plus, selon la résistance du malade.

Si, pendant le traitement, il survenait de la diarrhée ou toute autre indisposition, il faudrait suspendre ou diminuer le nombre des gouttes.

Les fonctions de la peau devront être stimulées, soit par des douches froides, soit par des bains alcalins.

Des frictions seront faites avec cette huile sur les parties affectées, excepté sur les ulcères, qui devront être pansés tous les jours avec de la charpie imbibée de cette huile.

Nous avons rapporté le traitement dans son entier, afin qu'on tentât de nouvelles recherches ; car, pour notre part, nous n'avons pas une grande confiance dans ce médicament.

Nous avons combiné la cautérisation de la plaie à l'aide d'une solution d'acide phénique, avec l'usage interne de de l'huile de Chaulmoogra, sans obtenir de résultats bien évidents.

La médication antiphlogistique a paru quelquefois, surtout au début, donner de bons résultats, principalement au moment des poussées inflammatoires. Les sangsues à l'anus, ainsi que les ventouses scarifiées, comptent quelques partisans.

Les pommades les plus excentriques et les topiques de toute sorte ont été mis en œuvre, ainsi que les bains les plus variés.

L'hydrothérapie est, pour certains médecins, la base du traitement rationnel établi en vue de relever l'asthénie du grand sympathique, dont on a voulu faire la cause primordiale de la maladie.

Cette pratique n'a pas donné d'aussi bons résultats que ceux que l'on attendait, et plusieurs cliniciens ont dû y renoncer; nos observations viennent, du reste, à l'appui de cette remarque.

La médication alcaline a été aussi très-employée pendant un temps et a fini par être abandonnée à tort ou à raison. Notre expérience ne nous permet pas de trancher cette délicate question. M. Bazin, médecin très-distingué de l'hôpital Saint-Louis, a obtenu quelques succès par ce mode de traitement : succès, il est vrai, de courte durée.

M. Daniel Beauperthuy, établi depuis près de trente ans à Cumana, prétend avoir trouvé le secret de la guérison de la lèpre. Voici ce qu'il dit à ce sujet :

La médication est interne et externe ; l'interne, tout en étant un adjuvant puissant, n'occuperait que le second rang pour le degré d'action. La médication repose sur l'action de deux topiques énergiques, dont l'application n'èst pas faite indifféremment.

Certaines indications, certaines régions du corps réclament l'emploi de l'un plutôt que de l'autre.

Indépendamment de ces topiques, le Dr Beauperthuy fait usage de liniments auxquels il reconnaît une action modificatrice de la peau infiltrée.

Le régime, les bains généraux, les bains partiels, aqueux et huileux, complètent, dit-il, le traitement externe.

Quelle est la nature du caustique qu'il emploie? C'est ce que nous ne savons pas encore et ce que nous attendons avec impatience , dans l'intérêt des malades et de la science.

Le Dr Beauperthuy dit avoir dirigé contre la lèpre une série de moyens thérapeutiques, tous destinés à modifier la nutrition du derme en activant son absorption.

La médication est d'autant plus active et plus rapide dans son action qu'elle est appliquée à des malades plus jeunes, exempts de complication organique grave dépendante ou indépendante de la maladie principale.

La médication, ajoute-t-il, est moins efficace dans les cas où la lèpre est héréditaire; son action est lente, souvent douteuse, dans la forme anesthétique et paralytique.

Ne voyons-nous pas, dans cet aveu, la preuve que la solution du problème n'est pas aussi complète que semblait l'annoncer l'auteur de la découverte dans sa lettre adressée au journl *l'Avenir de la Guadeloupe*, avril 1870?

Nous réitérons ici les vœux que nous avons déjà exprimés, dans un article sur ce même sujet, relativement à la publication complète de sa méthode, afin qu'on puisse en faire l'essai sur notre continent.

L'Assacou (*Hura brasiliensis*), famille des euphorbiacées, fournit un lait qui a été administré à la dose de 5 centigrammes par jour, sous forme pilulaire. Toutes les semaines, les malades prenaient aussi une décoction vomitive préparée avec 15 gr. d'écorce d'assacou pour 500 gr. d'eau, additionnée de 15 à 20 gouttes de suc de la plante, et enfin, tous les deux jours, un bain préparé avec l'infusion saturée de l'écorce. M. le Dr Malcher avait noté, sous l'influence de ce régime, une résolution des tubercules et de l'état général. Mais le résultat a-t-il toujours été aussi favorable et durable ?

D'ailleurs l'assacou est une substance toxique qui doit être maniée avec prudence et discernement.

Il agit comme vomi purgatif et produit une excitation sur la peau, qui se rapprocherait de celle produite par l'hydrocotyle employé aux Antilles.

L'hydrocotyle, expérimenté dans l'Inde, est employé aux Antilles et à Paris depuis plusieurs années.

Les faits recueillis à Paris sont loin d'être aussi favorables que ceux qui ont été observés par MM. Walther et Moufflet. En effet, sur dix malades, au dire de M. Moufflet, quatre seraient sortis guéris, après un traitement de trois ans ; chez quatre autres malades, il y a eu amélioration notable, résolution partielle des tubercules ; quant aux deux derniers malades, l'un n'a éprouvé aucun effet, l'autre, traité alors que la cachexie était profonde, a succombé après quelques mois.

Trois de ces malades sont venus périodiquement tous les mois faire constater leur état pendant plusieurs années.

Ces faits ont assurément leur importance.

L'hydrocotyle, administré à faible dose (d'après M. Walther, qui dirigeait les expériences) de 5 centigr. à 1 gr., produit des effets diurétiques, une stimulation générale, puis un prurit intense; à la dose de 1 à 2 gr., suscite des vertiges très-marqués avec céphalalgie, quelquefois même de la dysentérie.

Le seigle ergoté, dont l'action tonique se fait sentir sur le système vasculaire en général, et particulièrement sur les capillaires des centres nerveux, devait naturellement être employé dans la lèpre; jusqu'à présent, les résultats qu'a obtenus M. Hillairet, qui est le premier, croyons-nous, à l'avoir employé, ne sont pas très-encourageants.

Nous avons repris, dans ces derniers temps, l'usage de l'acide phénique (jadis expérimenté par Bazin), en solution au dixième, pour badigeonner les tumeurs. Ce liquide, qui rappelle par son odeur celui dont se sert le Dr Beauperthuy, a une efficacité réelle sur la résorption des tubercules, qui disparaissent en laissant une cicatrice à peine visible. Cette médication demande à être surveillée avec attention.

Quant au régime diététique, il ressort de la lecture des livres sacrés. Nous avons pu nous rendre compte du rôle important que l'on fait jouer à l'alimentation par les poissons salés dans la production de cette maladie.

On interdira donc l'alimentation trop azotée : la viande de porc, les salaisons, les crustacés, les graisses et les alcools; le régime herbacé et le lait seront recommandés de préférence.

L'alimentation doit se composer de substances alimentaires légères et d'une assimilation facile. Les malades devront donc apporter une grande modération et une grande variété dans leurs repas.

Enfin les symptômes intercurrents seront combattus par les moyens appropriés. Le lépreux ne doit pas être un objet d'horreur, il doit, au contraire inspirer la pitié et le dévouement.

L'étude de cette maladie amènera peut-être un traitement rationnel et curatif dont bénéficieront les générations futures.

Mais heureusement le temps n'est déjà plus où l'on chassait des villes celui qui était atteint de cette maladie, comme Hérodote le raconte. Qui ne fuirait un lépreux? dit Arétée de Cappadoce.

Ce qui frappe l'observateur, en lisant les auteurs anciens, c'est le soin qu'on prenait à isoler les malades.

Il faut espérer que l'on fondera des établissements spéciaux et bien dirigés, dans les contrés où sévit encore cette maladie, afin de recevoir et traiter ces pauvres malheureux qui vivent à peine de la charité publique et sont un objet de répulsion et de dégoût pour ceux qui les rencontrent. On diminuerait, par cet isolement, les chances de contagion (si toutefois la contagion est à redouter), et surtout celles de l'hérédité, en empêchant les lépreux de contracter des alliances, dont les produits sont presque toujours atteints de cette cruelle affection.

CHAPITRE VIII.

Observation I (1).

Lèpre maculeuse anesthésique et tuberculeuse.

Le jeune Marché Albert, âgé de 16 ans, né à Cayenne, entre le 16 août 1864 dans le service du Dr. Hillairet, où il est couché au n° 17 du pavillon Gabrielle (Hôpital St-Louis).

Les parents de ce jeune homme offrent les antécédents suivants :

Le père, Européen, est d'une forte constitution et jouit d'une bonne santé ; la mère, créole, a toujours été bien portante et ne présente les traces d'aucune affection cutanée. Chez les ascendants, nous ne trou-

(1) Cette observation, qui a duré plusieurs années, a été successivement rédigée par MM. Mouchet, Hennequin, Larcher, Machenot, Gillot, Carville, D'Espine, Lamblin.

vons aucun renseignement important, aucune diathèse, aucune manifestation du côté de la peau.

Pendant leur séjour à Cayenne, les parents du jeune homme ont toujours vécu dans de bonnes conditions hygiéniques. Leur nourriture était saine, quoique composée de *viandes salées*. Le climat de la ville n'est pas aussi pernicieux qu'on pourrait le croire, bien qu'il soit chaud et humide. C'est au milieu de telles conditions que ce jeune homme a été élevé jusqu'à l'âge de 12 ans, époque à laquelle il vint à Paris.

Pendant son enfance, rien d'intéressant à signaler : assez bien portant, quoique faible et délicat, il était (au dire de sa mère) très-impressionnable et la moindre contrariété excitait vivement son système nerveux. Il eut aussi, de temps en temps, quelques accès de fièvre intermittente, fait assez commun à Cayenne.

A l'âge de 12 ans, avons-nous dit, le jeune enfant fut conduit à Paris, où il devait achever son éducation. — Sa mère l'y laissa et retourna aussitôt en Amérique ; de sorte que les détails qui vont suivre, et que nous tenons de lui seul, ne seront peut-être pas aussi précis.

Après deux ans de séjour à Nantes, le jeune homme s'aperçut d'une différence de force entre ses deux bras, le gauche était plus faible que le droit ; puis, peu de temps après, son attention se porta sur la faiblesse dont le membre inférieur gauche devenait, à son tour, le siége. — On le soumit alors, dans sa pension, à un traitement tonique. C'est à peu près vers cette époque qu'apparurent, irrégulièrement disséminées sur tout le corps, quelques *taches jaunâtres ;* mais ces taches n'avaient pas davantage fixé l'attention des personnes qui lui donnaient des soins : c'est seulement à l'époque où sa mère revint en France, que, se préoccupant de la santé de son fils, elle consulta plusieurs médecins, dont l'un conseilla les eaux de Luchon. — Après une saison passée dans cet établissement, le jeune homme revint à Paris ; il fut alors pris d'une rougeole pour laquelle il entra à l'hôpital. Cette fièvre éruptive ne présenta rien de particulier, si ce n'est, dans le cours de la période de desquamation, quelques hémorrhagies nasales et intestinales, sans gravité ; et après cette période, une éruption de sudamina, confluente surtout aux mains et aux cuisses. A la suite de cette éruption, eut lieu une exfoliation de l'épiderme, telle que l'on aurait pu, sans hésiter, croire à la desquamation de la scarlatine. Ce ne fut que quinze jours après, qu'il fut possible d'examiner le malade et de prendre son état actuel, qui est le suivant :

Ce jeune homme qui a maintenant 16 ans présente la taille d'un enfant de 10 à 12 ans seulement. Les membres sont d'une gracilité remarquable, tant le système musculaire est peu développé. La face seule paraît comme bouffie et présente une coloration fauve qui porte l'expression caractéristique de l'affection. Le regard, le plus souvent vague, a quelque chose de particulier qu'il est difficile de décrire. Il existe une coloration particulière de la conjonctive qui a pris une teinte fauve, offrant quelque analogie avec celle que l'on observe sur les autres parties du corps.

Sur le reste du corps, la peau présente des taches fauves sur un fond mat. Ces taches sont irrégulièrement disséminées ; cependant, elles sont *plus nombreuses et plus apparentes aux bras et aux cuisses.* — Elles sont plus ou moins étendues, offrant un contour festonné, ou au contraire nettement circonscrites. Partout elles ont la même coloration ; jamais elles n'ont été le siége d'aucune douleur, d'aucune démangeaison.

Si l'on vient à piquer la peau au niveau de ces taches, tantôt, et c'est le cas le plus fréquent, il y a *insensibilité*, tantôt la sensibilité est conservée, mais émoussée. Du côté gauche l'anesthésie est plus prononcée en raison de l'hémiplégie incomplète dont ce côté est le siége ; ce que démontre encore l'affaiblissement des contractions musculaires de ce côté et l'*atrophie des muscles,* atrophie surtout très-manifeste à la main, dont les éminences thénar et hypothénar, ainsi que les espaces intermétacarpiens sont creusés d'une manière très-évidente.

Nulle part on ne voit de tubercules sur les taches.

L'examen des différents appareils ne donne rien d'important.

L'appétit est bon et les digestions faciles.

La respiration paraît se faire librement, et l'auscultation de la poitrine ne révèle aucun bruit anormal, aucun trouble dans les bruits respiratoires normaux.

Du côté du système nerveux, affaiblissement de la sensibilité et du mouvement, dans la moitié gauche du corps ; l'intelligence paraît être quelque peu obtuse.

28 septembre. — Le 28 septembre, en appliquant les deux pôles d'une pile sur les différents points du corps, on constate une grande différence dans les contractions musculaires, suivant les régions : à la main droite, les contractions sont encore conservées, mais très-affaiblies, ce qui s'explique par le commencement d'atrophie dont les muscles correspondants sont devenus l'objet. C'est à peine si, du côté gauche, les doigts obéissent au mouvement d'extension, tant l'atrophie est considérable. Cependant le malade peut faire encore des mouvements assez considérables ; il s'établit comme une sorte de suppléance de la part des autres muscles.

L'électricité appliquée sur le membre inférieur droit, qui est sain, détermine des mouvements dans le pied, mouvements produits, et par la contraction du jambier antérieur et des extenseurs, et par celle des péroniers antérieur et latéraux. Le pédieux et les muscles de la région plantaire se contractent d'une manière inappréciable ; ils commencent à s'atrophier. — A gauche, non-seulement la contraction est nulle pour les derniers muscles que nous venons de nommer, mais encore elle est très-incomplète pour les muscles jambier antérieur, extenseurs et péroniers. En outre, sur les points où la contraction musculaire a diminué, au point de devenir presque nulle, on observe un affaiblissement très-grand de la sensibilité. Sur toutes les autres parties du corps, les contractions musculaires et la sensibilité sont conservées.

7 novembre. — La peau présente une coloration moins fauve, on aperçoit çà et là des intervalles sains.

En examinant les fosses nasales, on remarque du côté gauche et sur la cloison, une *ulcération* ayant à peu près un centimètre carré d'étendue ; du côté droit et toujours sur la cloison, une autre commence à se développer.

Les forces reviennent lentement et l'appétit n'est pas très-grand.

Le 17, la coloration de la peau est moins intense.

La conjonctive oculaire a également perdu un peu de sa teinte bistre.

Les muscles de la région jambière antérieure font mouvoir les orteils.

La main est plus sensible aux excitations et notamment à l'action du fluide électrique; le malade y éprouve quelques fourmillements, mais les mouvements ne sont pas encore revenus.

Même état du reste.

7 décembre. — *Epistaxis* très-abondante par la narine gauche ; expectoration de quelques crachats sanguinolents.

L'épistaxis a résisté longtemps au tamponnement; malgré l'emploi du perchlorure de fer, elle a continué encore pendant un quart-d'heure, et lorsque le caillot obturateur eut rempli la narine gauche, dans laquelle il avait fini par se former, le sang liquide revenait, soit par celle du côté droit, soit par une *perforation de la cloison*, en contournant l'arête postérieure de cette dernière, le voile du palais lui servant de plancher.

La quantité de sang perdu fut d'environ 500 grammes. Le pouls était faible, les téguments décolorés. L'effet de la perte fut très-sensible pour un sujet aussi débilité d'avance et d'une constitution si chétive.

Le 2 janvier, le malade accuse une fièvre assez vive, son pouls est à 140 ; les ganglions lymphatiques des diverses régions du corps ont augmenté de volume et sont devenus assez douloureux, le ganglion sous-maxillaire gauche en particulier.

La *peau des pommettes* offre assez bien l'aspect des tissus envahis par la *sclérose;* sur les autres points du tégument externe où on les a déjà notées et particulièrement aux membres supérieurs et inférieurs, *les taches s'accentuent* de plus en plus ; leur *coloration* fauve, comme bistrée, se *prononce* davantage et l'*insensibilité persiste à leur niveau.* Les narines se recouvrent d'une matière pulvérulente et l'ulcération déjà signalée sur la cloison a détruit cette dernière en grande partie.

3 janvier. — Le pouls est petit et un peu moins fréquent que la veille (100).

Une épistaxis a eu lieu un peu avant la visite et s'est arrêtée facilement.

Quant à l'appareil de la vision, on remarque que le segment supérieur de chacune des deux cornées devient *opaque;* du côté gauche en particulier, le dépôt ou l'infiltration de matière tsarathique est assez prononcé pour limiter le champ de la vision et apporter une gêne que le malade accuse lui-même.

Au-dessous de l'insertion supérieure du muscle sterno-cléido-mastoïdien droit, on sent manifestement une tumeur qui paraît formée par un ganglion.

L'appareil de l'audition, tant dans ses parties profondes que dans ses parties extérieures, ne présente jusqu'ici aucun trouble fonctionnel appréciable.

L'atrophie des muscles devient de plus en plus marquée; c'est surtout à la main gauche qu'elle est actuellement très-prononcée.

Le 7, l'état fébrile, tombé la veille à 92, est descendu à 84 ; une nouvelle épistaxis a eu lieu et s'est arrêtée d'elle-même. Le ganglion sous-maxillaire gauche ne paraît avoir subi aucune modification nouvelle dans son état.

Le 8, les croûtes que le malade portait à la lèvre supérieure sont tombées ; à leur place, on observe une légère cicatrice sans dépression bien marquée ; tout état fébrile a disparu ; le ganglion sous-maxillaire gauche a cessé d'être douloureux, mais il a augmenté légèrement de volume.

Le 13, après quelques jours de calme apparent, pendant lesquels le malade prenait, chaque matin, des douches alcalines, apparaissent des *douleurs* dans les *membres inférieurs;* elles sont liées aux mouvements les plus légers et *suivent* assez exactement le *trajet* du *sciatique*, de chaque côté. On note, en même temps, à la main droite, une tuméfaction assez prononcée.

Le 19 et les jours suivants, les douleurs des membres inférieurs ont persisté et sont devenues insupportables ; aujourd'hui s'ajoute un sentiment de faiblesse assez prononcé pour qu'en sortant du bain, le malade ait failli tomber par inertie des membres inférieurs ; les mains sont aussi modifiées dans leur sensibilité ; s'il s'agit de saisir un objet, le malade y est devenu très-inhabile ; sa main, depuis longtemps privée de la puissance musculaire, est devenue aujourd'hui incapable même de maintenir une plume.

L'appétit se perd, et l'état général paraît en ce moment subir une nouvelle atteinte.

Le 20, le pouls est à 84. — *Fourmillements dans les membres inférieurs et supérieurs.* — Application de huit ventouses sèches à la région dorso-lombaire.

Le 21, le pouls ne s'est pas modifié ; nous constatons une grande faiblesse dans les extenseurs des membres inférieurs.

Le 27, le malade *nasonne* légèrement en parlant ; et, en examinant la sensibilité et la motilité du voile du palais, par la titillation avec une barbe de plume, on les trouve considérablement amoindries ; le malade peut cependant, par intervalles, boire sans que les liquides ressortent par le nez.

Le 28, nouvelle épistaxis, peu abondante. — Administration quotidienne de seigle ergoté, 0. 30.

Le 30, douleurs prononcées selon le trajet des sciatiques; persistance des troubles fonctionnels du voile du palais, faiblesse croissante des membres inférieurs et supérieurs; inertie des muscles deltoïdes.

La nuque est le siége d'une douleur intense et presque incessante; les muscles contracturés maintiennent obstinément la tête renversée en arrière. — Pouls à 92. — Déglutition difficile. — Ergot de seigle, 0 50.

1er février. — Deux cautères à la potasse sont appliqués sur les côtés de la partie moyenne de la région cervicale postérieure.

Le 8, les mouvements du cou sont enfin redevenns plus libres, et la tête, notamment, peut maintenant se porter plus aisément dans le sens de la flexion.

Le 15, les membres inférieurs, jusque-là presque toujours dans la résolution, ainsi que les membres supérieurs, sont assez fortement contracturés en demi-flexion ; la douleur qu'éprouve le malade à la moindre tentative faite dans ce sens, rend leur extension impossible. Le pouls, d'ailleurs faible, est à 120.

Le 22, le malade a, dans la nuit, perdu involontairement ses urines; la défécation est restée régulière.

30 mars. La plupart des symptômes se sont amendés ; les urines sont parfaitement conservées, les membres ont retrouvé un peu d'énergie; néanmoins, le malade demeure sur le dos, toujours étendu sur son lit, et se retourne avec peine sur lui-même. — Eau de Vichy. — Bains alcalins tous les deux jours.

Juin. Du 30 mars au commencement du mois de juin, amélioration lente et progressive dans la situation du petit malade. Le libre exercice du voile du palais a même été, pendant quelques jours, complétement retrouvé, pour s'amoindrir ensuite.

Le malade est porté tous les jours au jardin, et, graduellement, il arrive à se soutenir un peu sur les jambes.

10 juillet. Une *bulle unique de pemphigus* paraît sur le pouce de la main droite. — Des douleurs vives accompagnent les tentatives de mouvement.

Le 15, des *taches fauves nouvelles se développent sur le membre supérieur droit* (face postérieure). Pouls à 96 pulsations.

25 octobre. Le malade, depuis vingt jours, marche librement, même sans béquille, et parcourt des espaces assez étendus dans l'hôpital.

Les membres supérieurs ont non-seulement retrouvé une énergie assez grande, mais la motilité y est assez parfaite pour permettre au malade de se livrer habilement à certains jeux d'adresse, tels que celui du bilboquet, etc , etc.

5 novembre. Deux *petits tubercules* se sont développés dans l'épaisseur du sourcil gauche, et quelques autres au menton. On les détruit succes

sivement par l'application du fer rougi à blanc : ceux du sourcil, le 15 novembre, et les autres le 20 du même mois.

17 janvier 1866. L'état général du malade est satisfaisant; les forces sont revenues dans les membres supérieurs et inférieurs ; l'appétit est bon; les nuits sont bonnes aussi. Cependant, depuis quelques jours, plusieurs *articulations sont devenues douloureuses et offrent un peu de gonflement.* Parmi ces articulations, signalons : celles du poignet droit, de l'indicateur, et du médius de la main gauche. Ces dernières présentent comme un *épaississement* des tissus environnants; la peau, à leur niveau, semble légèrement épaissie.

Quant aux tubercules déjà mentionnés antérieurement et cautérisés le 15 novembre, ils ont *reparu* avec un volume à peu près égal à celui qu'ils avaient auparavant. D'*autres* se sont développés depuis : ainsi on en trouve deux au front, entre les sourcils, et un à la partie supérieure de la joue gauche dont la peau est plus dure, plus épaisse qu'à l'état normal ; on en retrouve encore un autre sur la face dorsale du premier métacarpien droit; ces tubercules, de formation plus récente, ont le volume d'un grain de chènevis ; ils sont *indolents* et d'une coloration rougeâtre.

21 mars. Les tubercules anciens ont augmenté de volume, et de nouveaux se sont développés sur toute la face. Le front, les joues, les paupières en présentent un assez grand nombre.

Ces tubercules sont, pour la plupart, du volume d'une lentille, d'un grain de chènevis; quelques-uns ne dépassent pas celui d'une tête d'épingle ; ils sont *durs, indolents, rougeâtres* et *entourés d'une tache livide, qui a précédé leur apparition.* D'autres taches de même couleur se remarquent sur la figure ; le reste du corps offre peu de tubercules, on en trouve pourtant quelques-uns à la *paume de la main droite.* Le poignet, du même côté, présente plusieurs petites nodosités qui paraissent siéger sur les tendons extenseurs; car elles se déplacent en même temps que ces tendons. Une de ces nodosités, plus grosse que toutes les autres, occupe le tendon d'un des radiaux externes. Cette tumeur, dure, indolente et oblongue, a le volume d'un haricot ; les autres ont à peine celui d'un petit pois. Aucune d'elles ne gêne les mouvements.

La *sensibilité* est *obtuse* sur l'*avant-bras* et *beaucoup plus du côté de l'extension que de la flexion. Elle est même tellement faible à la face dorsale des mains que, dernièrement, le malade s'est assez fortement brûlé sans s'en apercevoir.* Sur les membres inférieurs, la sensibilité est un peu mieux conservée ; mais on y voit aussi des *nodosités* semblables à celles que présentent les bras.

Les épistaxis sont toujours fréquentes, sans que cependant les tubercules des fosses nasales fassent des progrès rapides.

L'état général est satisfaisant ; le malade prend assez d'exercice sans en éprouver de fatigue. Les fonctions digestives sont bonnes.

22 mars. Nouvelle cautérisation au fer rougi à blanc des tubercules les plus saillants, du menton et de la région palpébro-frontale droite.

3 juin. Malgré la cautérisation, les tubercules ont reparu au menton et sur le front; d'autres se sont montrés, et tous ceux que la cautérisation avait épargnés, ont augmenté de volume.

Il en existe maintenant un premier groupe sur la partie moyenne du front et sur les paupières ; un deuxième sur le menton ; un troisième sur la joue gauche; quelques autres tubercules enfin sont disséminés sur la face, rouges, violacés, indolents, assez semblables à de petites vessies, et entourés de taches livides. Les narines sont couvertes de fongosités qui donnent lieu a des épistaxis, peut-être un peu moins fréquentes que précédemment.

Les *doigts* présentent du *gonflement*, surtout l'indicateur gauche qui est doublé de volume au niveau de la premième et de la deuxième phalange. Les autres doigts dont le gonflement est le plus considérable sont l'annulaire et le petit doigt de la main droite.

La sensibilité est plus faible que jamais, principalement à la face dorsale des membres.

Les avant-bras sont toujours couverts de taches d'une teinte fauve, livide et offrant çà et là des tubercules cutanés, ainsi que des nodosités tendineuses.

8 juillet. Le malade va passer quelque temps aux eaux de Luxeuil. On constate à peu près les mêmes symptômes que le 23 juin : Tubercules nombreux et volumineux à la face et sur les membres ; gonflement articulaire des doigts. Au petit doigt, du côté gauche, une phlyctène s'est développée sur l'interligne articulaire supérieure, puis s'est fixée et a suppuré pendant quelques jours. Probablement cette phlyctène avait été le résultat d'une brûlure.

Insensibilité, ou tout au moins sensibilité bien diminuée.

Teinte bistre des conjonctives.

Fongosités de la membrane de Schneider et épistaxis presque tous les jours.

23 août. A son retour de Luxeuil, le malade présente à peu près les mêmes symptômes qu'à son départ, sauf cependant l'augmentation très marquée des tubercules, en volume et en nombre; ceux surtout des joues e du menton offrent maintenant le volume d'une grosse lentille ; quelques-uns d'entre eux sont *recouverts d'une croûte rougeâtre, desséchée;* le gonflement des doigts, sur lequel nous avons déjà insisté, est aussi plus considérable qu'avant le départ du malade ; il en est de même des nodosiés tendineuses signalées sur les avant-bras ; on remarque aussi sur la peau des taches rouges ou bistrées en plus grand nombre et plus étendues ; *la peau, sur toute sa surface, est rugueuse au toucher*, comme *fendillée* et *squameuse.*

Mêmes troubles du côté de la sensibilité.

Même teinte bistre des conjonctives et des cornées.

Les épistaxis paraissent moins fréquentes, malgré la persistance des tubercules de la muqueuse nasale.

8 octobre. Les groupes de tubercules, qui étaient épars çà et là sur

figure, *tendent tous les jours à se réunir* et à couvrir toute la face à cause de l'augmentation de leur volume et de leur grand nombre. Beaucoup de ces tubercules offrent, en effet, maintenant le volume de petits pois ; tous ont un aspect verruqueux. La plupart d'entre eux sont insensibles à la piqûre d'une épingle. Sur les surfaces non encore recouvertes de tubercules, on aperçoit des taches bistres, qui en sont le prélude, et dont la sensibilité est encore peu altérée.

Les nodosités tendineuses que nous avons signalées sur les membres, ont conservé à peu près les mêmes caractères.

Il en est de même des taches de la peau sur les membres; leur nombre n'augmente pas sensiblement, leur étendue semble aussi rester la même.

Le gonflement des doigts, dont nous avons parlé, est aujourd'hui plus considérable qu'il n'a jamais été ; l'indicateur gauche, surtout, offre au niveau de la première et de la deuxième phalange, un volume presque triple de celui qu'il possède à l'état normal. Sur les autres doigts, la maladie a marché moins vite, tant sur les parties malades que sur les parties saines; la sensibilité est toujours obtuse du côté de l'extension et le malade se *brûle souvent sans s'en apercevoir.*

La conjonctive offre toujours sa teinte bistre, ainsi que le pourtour de la cornée.

Les épistaxis reviennent toujours de temps en temps, et l'on voit que leur origine est due à des tubercules développés sur la cloison, et qui se sont ulcérés.

Quant à l'état général, il est aussi satisfaisant que possible.

28 février 1867. Il est survenu une tuméfaction des deux index au niveau de l'articulation de la première phalange avec la seconde ; ce gonflement est douloureux au toucher et indique une augmentation dans le volume de l'os.

Bientôt survient une ulcération du tubercule développé sur la narine droite. *Mais ces états locaux sont sans retentissement sur l'état général*, et nul changement n'est observé sur le reste du corps.

Le 10. On cautérise au fer rouge le tubercule du nez; l'eschare met trois jours à tomber et à sa chute, le tubercule a presque entièrement disparu.

Le 25. Deux petits tubercules, situés au menton, s'ulcèrent et se recouvrent d'une croûte noirâtre; il en est de même du petit doigt de la main gauche, qui offre une large ulcération.

Le pouce seul de la main droite est entamé, les autres doigts n'offrent que du gonflement.

2 mars. On le met à la solution arsenicale.

Le 22. L'eschare du tubercule du nez est tombée; celle du menton persiste.

Le 23. Nouvelle épistaxis de la narine gauche, assez facile à arrêter.

Le 24. L'écoulement revient et s'arrête.

Le 25. Epistaxis plus abondante que les jours précédents et qui n'est arrêtée que par le tamponnement.

3 avril. On remarque depuis quelques jours une ulcération du pouce droit, ulcération qui s'est recouverte d'une eschare en voie d'élimination.

Les aines sont le siége d'un gonflement dû à une inflammation des ganglions inguinaux qui empêche la marche, par la douleur qu'elle provoque.

Le 19. Les tubercules du visage sont moins volumineux et la peau est moins tendue.

Les doigts sont toujours gonflés, mais non ulcérés.

Le 25. Gonflement plus considérable des doigts de la main gauche, depuis la cessation des bains sulfo-alcalins.

18 mai. En promenant la main sur toute la crête du tibia, on sent, vers la partie moyenne, une exostose de la grosseur d'un œuf de pigeon, dont le début remonterait environ à six mois et serait postérieur à l'apparition des tubercules.

(Interruption de l'observation du mois d'août au mois de janvier).

Janvier 1868. Les épistaxis, quoique peu abondantes, se renouvellent tous les trois ou quatre jours; les dernières, un peu sérieuses, remontent à un mois environ.

Tous les doigts de la main gauche, sauf le pouce et le médius, sont recouverts de croûtes épaisses, noirâtres, rugueuses, qui se soulèvent de temps en temps ou tombent définitivement, en laissant à nu une surface humide, violacée, et d'où s'écoule une sérosité sanguinolente; souvent même les ulcérations donnent lieu à des hémorrhagies assez abondantes.

Le pouce et le petit doigt ont seuls des croûtes.

On panse les ulcères avec de la charpie imbibée de tartrate ferrico-potassique.

15 mars. La sensibilité de la surface cutanée est en partie revenue.

La tendance aux hémorrhagies persiste et s'est montrée dans une plaie que le malade s'est faite en tombant sur la partie antérieure du tibia; cette plaie a été très-longue à guérir.

10 mai. L'état général a été à peu près le même; seulement le malade se plaint, depuis quelques jours, d'affaiblissement dans les membres inférieurs, et principalement du côté gauche; en marchant il traîne la ambe.

25 juin. L'altération des voies respiratoires va en augmentant.

20 septembre. Depuis quelque temps la voix est enrouée et pour ainsi dire éteinte, et devient rauque quand le malade essaie de parler fort. On pense qu'il se forme des tubercules dans le larynx, d'autant plus que la base de la langue est complétement envahie par des tubercules assez volumineux; quelques-uns, légèrement ulcérés, font beaucoup souffrir le malade. Le voile du palais et la base de la langue sont extrêmement susceptibles et ne nous permettent pas l'exploration de la gorge. On soumet pendant quelques jours le malade à un gargarisme au bromure de potassium, afin de pouvoir tenter l'exploration laryngoscopique.

Cet examen montre que les tubercules descendent vers la base de la angue jusqu'à la partie la plus profonde. L'épiglotte se présente sous la forme d'un triangle à sommet mousse et à contours couverts de petits tubercules rouges; les bords sont comme recoquevillés.

L'épiglotte paraît abaissée en arrière et semble recouvrir en partie l'orifice laryngé; du moins n'a-t-on pas pu parvenir à découvrir les cordes vocales.

L'état général est, du reste, le même que précédemment; cependant les ulcérations des doigts augmentent et sont plus douloureuses.

3 octobre. Voyant le malade perdre ses forces, de nouvelles poussées de tubercules s'opérer sur la peau et du côté du larynx, M. Hillairet se décide à essayer de l'hydrothérapie pour exciter les fonctions de la peau et provoquer des sudations.

Le malade a une *peau sèche* et *rugueuse* sur la face et les membres; jamais il ne sue de ces parties. La face antérieure et supérieure de la poitrine et le devant du cou sont seuls le siége de légères sueurs pendant les plus fortes chaleurs de l'été.

Soumis à une douche froide en pluie, suivie d'un enveloppement rapide dans une couverture de laine, le malade est rapporté dans son lit où on cherche à provoquer la sueur; mais il se plaint beaucoup de la sensation pénible que lui a laissée la douche.

4 octobre. On a encore donné trois nouvelles douches au malade, sans pouvoir provoquer de sueur ailleurs que sur le devant de la poitrine.

Le 16. On est obligé de suspendre le traitement hydrothérapique que le malade ne peut supporter.

Le 18. Une épistaxis de la narine droite, assez abondante, est arrêtée en partie par le tamponnement de l'orifice antérieur du nez, au moyen de charpie imbibée de perchlorure de fer.

Le 19. L'épistaxis a duré toute la nuit : le sang sort par les deux narines et, si l'on bouche par un tampon l'orifice antérieur, le sang s'accumule dans l'arrière-cavité des fosses nasales, et en relevant la tête, il crache d'énormes caillots tombés dans la gorge.

On lui fait une injection avec une dissolution de perchlorure de fer au quart; dans les narines, on obture de nouveau les fosses nasales avec des bourdonnets de charpie, mais le résultat obtenu est nul.

L'épistaxis augmentant et le sang coulant incessamment daus la gorge, on suppose que le siége de l'hémorrhagie est à la partie supérieure et postérieure de la narine droite surtout; on en vient au tamponnement de la narine droite fait avec une petite sonde de gomme élastique très-fine, la sonde de Belloc ne pouvant pas passer, et on voit alors l'hémorrhagie s'arrêter.

Le pouls est fréquent, dépressible, ondulé.

La présence du fil dans la gorge et la bouche est très-pénible et provoque des efforts de vomissement et des quintes de toux.

Le sang est foncé et se coagule très-vite.

Le microscope fait voir les globules rouges avec leur aspect normal, seulement ils sont remarquables par la facilité avec laquelle ils deviennent crénelés.

Les globules blancs ne sont pas en plus grande abondance qu'à l'état normal; mais on trouve, sous le microscope, des amas de fibrine granulée, coagulée, en grande quantité, indice de la plasticité de ce liquide.

20 octobre. L'hémorrhagie est arrêtée; mais on laisse le tampon en place, dans la crainte de nouvelles hémorrhagies.

Le malade s'étant plaint de froid aux pieds, on lui met un cruchon pour le réchauffer; mais la chaleur produisit sous la plante des pieds une énorme *phlyctène* remplie de sérosité sanguinolente, sans occasionner la moindre douleur.

On explore alors la sensibilité cutanée et on constate que l'anesthésie est toujours complète sur les taches fauves.

La tête est lourde, et le malade est en proie à un malaise général; son pouls est fréquent, mou.

Le 21. Au matin, on lui enlève le tampon, l'écoulement a cessé. Dans l'après-midi il se forme dans les fosses nasales deux ou trois caillots qui tombent dans la gorge et qui sont expectorés.

Les brûlures des pieds le font beaucoup souffrir.

Les hémorrhagies ont disparu, et les brûlures des pieds sont recouvertes de croûtes.

A l'auscultation du cœur, on trouve un bruit de souffle anémique très-prononcé, ayant son siége maxima à la base et se propageant dans les vaisseaux du cou.

15 novembre. Le malade va beaucoup mieux; les hémorrhagies ne se sont pas renouvelées; les tubercules de la face ont paru s'affaisser un peu après les hémorrhagies; mais en même temps, ils sont légèrement ulcérés et sont recouverts, au nez et aux lèvres, de croûtes brunes.

Les brûlures des pieds ont fourni des ulcérations larges, mais peu profondes, qui, traitées par la poudre de quinquina, se sont rapidement modifiées, et aujourd'hui sont recouvertes d'une croûte qui promet de tomber bientôt.

L'état général est satisfaisant.

Le 29. La veille, le malade a ressenti pendant la nuit des douleurs assez violentes dans les os et dans les membres; le malade compare ces douleurs à celles que l'on doit ressentir quand on cherche à tordre les membres. Elles ont duré cinq à six minutes seulement.

Les pieds sont guéris.

Les doigts des mains sont de plus en plus tuméfiés et déformés; sous les ongles des pouces, il y a des excoriations fongueuses, qui saignent très-facilement.

Les tubercules de la face se sont accrus et se sont recouverts de croûtes épaisses.

La voix est aussi plus enrouée que les semaines précédentes.

L'appétit est bon, et il n'y a pas eu de nouvelles hémorrhagies.

Le 30. Il ne s'est rien passé de nouveau dans l'état du malade depuis un mois; nous devons noter seulement la *formation de bulles par poussées successives sur les mains et les pieds.*

De temps à autre, il se fait un léger suintement de sang par les fosses nasales, sans amener toutefois d'hémorrhagies notables.

10 janvier 1869. Le gros orteil gauche est chaud, douloureux, rouge brunâtre; l'ongle est soulevé.

Les ganglions de l'aine du même côté sont tuméfiés et douloureux; on ordonne un cataplasme arrosé de laudanum.

Le 21. Les tubercules sous-cutanés situés profondément, le long de la cuisse gauche surtout, *amènent des douleurs sur le trajet des nerfs cutanés*; on voit apparaître aussi des tubercules sous-cutanés sur les jambes.

Le 28. Sur les tubercules du nez, des lèvres et du menton, on voit apparaître des végétations cornées; de véritables stalactites.

3 février. La voix est très-éteinte et la respiration est bruyante.

Le 13. Depuis quelques jours le malade se plaint de *douleurs rhumatoïdes* dans les genoux et dans les poignets.

Le 15. La nuit, il est en proie à des étouffements; la respiration est très-gênée. Le pouls est à 130, régulier.

Le 17. Le malade ne peut plus ni boire ni déglutir, sinon au moment des inspirations qui sont sifflantes; du reste, son intelligence paraît troublée; il s'effraie à la moindre chose et pleure facilement.

Le 18. Apparition de la *diarrhée*, après un seul lavement simple. On remarque aussi un gonflement énorme de la main droite.

Le 19. La gorge est très-rouge et les mouvements de déglutition sont pénibles, on ordonne un gargarisme.

Le 20. L'appétit est un peu revenu; mais le malade se plaint d'avoir toujours une grande lourdeur de tête et de la *propension au sommeil.*

Pouls fréquent, régulier, faible, dépressible.

Le 22. On examine l'œil à l'ophthalmoscope et on constate que les milieux de l'œil sont normaux; la papille est saine, ainsi que les vaisseaux de la rétine. D'ailleurs, on n'avait noté aucun trouble de la vision.

Par l'éclairage oblique, on voit que les cornées, vers leur moitié supérieure, sont infiltrées d'une matière blanchâtre, qui leur donne une légère teinte opaline.

Le 25. Les tubercules sous-cutanés des cuisses et des jambes sont moins saillants, et remplacés par des taches blanchâtres, qui tranchent sur le fond jaune de la peau des environs.

Le malade est pris de vertiges; toutes ses sensations sont exagérées; cet état ne dure que quelques jours.

18 mars. Il éprouve dans la cuisse gauche des douleurs analogues à celles qu'il a ressenties au mois de janvier : on le frictionne avec le liniment chloroformé.

Le 23. On constate une *hyperesthésie considérable de la peau* de la *jambe gauche*, et une atrophie des muscles du mollet qu'on ne peut toucher sans occasionner de vives douleurs.

La jambe droite est moins sensible.

Le 25. La veille le malade a essayé de marcher et ne l'a pu ; ses jambes fléchissaient et sa tête tournait.

On constate un gros bourgeon charnu sur la deuxième phalange du petit doigt de la main gauche ; ce bourgeon, qui est fongueux, paraît dénoter une altération de la phalange elle-même.

1er avril. Le bourgeon paraît se flétrir, et les vives douleurs que le malade ressentait sur le trajet des nerfs de la cuisse et de la jambe gauche, sont moins vives que celle des jours derniers.

Le 14. L'abattement est plus grand que les jours précédents, le cornage laryngé a augmenté et il y a imminence de suffocation; les douleurs des membres inférieurs ont reparu.

Le 15. La nuit a été très-mauvaise ; le sommeil a été troublé par des étouffements continuels. Le pouls est petit et à 120 ; 26 respirations par minute avec bruit laryngé manifeste. Douleurs dans les genoux ; les muscles s'atrophient de plus en plus. Les nodosités des jambes ont disparu et laissent des taches fauves plus prononcées. L'état des pieds est le même : pilules, ext. opium de 0,05 et sinapismes.

Le 16. Le malade a bien mieux dormi, sans cependant avoir été soumis à l'influence de l'opium. Le pouls est toujours petit et à 116. Il y a toujours un peu de douleur du côté des articulations ; même état d'ailleurs.

1er mai. L'état général est bon, la respiration est moins gênée.

Les pieds et le bas des jambes sont légèrement enflés. La croûte en forme de corne, qui avait succédé à l'ulcération d'un tubercule de la paupière supérieure droite, a légèrement augmenté de volume.

Le 15. L'état général est bon ; mais l'oppression est plus grande que les jours précédents.

Le 17. Le malade est sorti par un temps humide, malgré les recommandations qu'on lui avait faites ; les inspirations sont extrêmement pénibles et sifflantes ; peut-être sera-t-on dans la nécessité de lui faire la trachéotomie. La face est cyanosée.

Le 18. Même état général ; cependant la face est moins cyanosée ; on temporise.

Le 29. Tous les jours précédents, la respiration, quoique très-pénible, se faisait encore suffisamment pour les besoins de l'hématose ; mais le matin l'oppression est très-grande.

Le 31. On lui administre un vomitif au sirop d'ipéca, les vomissements sont très-pénibles et l'inspiration des plus sifflantes.

1er juin. L'oppression a été des plus grandes hier, on a dû prescrire 40 ventouses sèches ; le pouls régulier et petit, montant jusqu'à 100 puls.

La respiration est toujours longue et rude ; de nouvelles ventouses sont prescrites.

Le 2. La nuit a été mauvaise et l'oppression reste stationnaire.

Le 3. Comme l'oppression persiste et que la circulation se fait difficilement, ce que l'on voit facilement à la lividité des extrémités et de la face, et que la journée d'hier a été très-mauvaise, on lui propose la trachéotomie, qu'il accepte en principe, mais la résistance physique qu'il oppose est telle qu'on renonce à l'opérer.

On prescrit de nouveau des ventouses sèches sur le devant de la poi trine et en arrière ; les ecchymoses qu'elles laissent sont très-foncées et ne disparaissent pas ; les extrémités sont froides et le pouls est presque imperceptible.

Le 4. La nuit a été assez bonne ; il y a toujours une bien grande oppression. Il s'est fait par les gencives un écoulement sanguin que l'on a dû réprimer avec du perchlorure de fer.

Le 5. Le malade a peu dormi, bien que les étouffements aient diminué ; le cornage laryngé est moins intense, le pouls est à 97, et les ecchymoses des ventouses sont moins foncées ; l'hémorrhagie gingivale a reparu pour s'arrêter presque aussitôt.

Le 6. On fait dans sa chambre quelques fumigations de benjoin, qui produisent un effet salutaire. L'inspiration est toujours pénible.

Le 8. Le pouls est plein ; l'oppression est toujours grande, et la chaleur n'est pas encore revenue aux extrémités.

Le 10. Le malade est à peu près dans la même situation.

Le 14. Tous ces jours derniers son état physique s'est maintenu au même point, et les fumigations ont produit une expectoration abondante et salutaire.

Le 16. Le mieux continue ; la respiration est plus libre et le pouls est tombé.

Le 22. Il est survenu de la diarrhée à la suite d'une trop grande ingestion de fruits ; ce léger trouble du tube digestif semble avoir fait une révulsion salutaire.

Le 23. Le dévoiement a disparu. — Même état d'ailleurs.

Le 26. A la visite du matin on constate un peu plus de cornage que les jours précédents ; la figure est légèrement cyanosée.

Le 28. Même état général ; l'appétit est bon.

1er juillet. Tout s'était passé d'une manière satisfaisante ces jours derniers ; mais ce matin, le malade se plaint d'un léger point de côté à droite. La percussion et l'auscultation n'indiquent rien d'anormal ; du reste la respiration se fait aussi bien que possible, malgré l'obstacle apporté par le rétrécissement du larynx.

Le 2. Ce matin il y a plus de tirage laryngé, et il est survenu des petites bulles sur les doigts.

Le 5. L'état local est à peu de chose près le même ; mais l'état général s'est amélioré sensiblement.

Le 6. La température s'étant rafraîchie, notre petit malade se sent plus oppressé, et transpire beaucoup.

Le 7. Les croûtes des mains et du nez n'ont pas changé d'aspect.

L'oppression augmente, lors du passage du bol alimentaire qui comprime le larynx.

Le 12. Du 7 au 12 juillet, tout se passe aussi bien que possible.

Aujourd'hui les douleurs ont fait une réapparition dans les jambes et les bras.

15, 16, 17 juillet. L'état local et général est le même, sauf quelques douleurs erratiques.

Le 20. La voix est toujours rauque, la respiration gênée; sensation de fatigue générale.

Le 28. Les doigts sont douloureux spontanément et également au toucher.

Le 30. Les ongles des doigts des pieds sont atteints d'*onyxis*, qui laisse écouler une sérosité sanieuse; on applique du perchlorure de fer sur ces bourgeons charnus.

(*Interruption de l'observation*).

22 octobre. Depuis deux jours une douleur vive siége au côté droit de la poitrine; on trouve de la matité à la percussion, et l'oreille n'entend plus la respiration à la base. Les vibrations thoraciques ont disparu, en sorte que l'on est en présence d'un *épanchement pleurétique*, que l'on traite par les vésicatoires.

Le 28. Toutes les après-midi, depuis cinq jours, surviennent des *accès de fièvre intermittente accompagnés de douleurs dans les genoux*, et malgré l'administration de 0,75 cent. de sulfate de quinine, la fièvre continue.

4 novembre. Une douleur s'est déclarée dans le côté gauche depuis hier; mais l'auscultation ne découvre rien. Le pouls monte dans la matinée à 96 pulsations. Après deux jours de rémission, la fièvre intermittente s'est de nouveau montrée.

Le 6. Ce matin, il y a eu une syncope qui a duré quelques instants.

Le 7. La syncope d'hier s'est reproduite aujourd'hui, à la même heure qu'hier.

Le 8. Le pouls est à 104; la peau est froide, malgré l'amélioration de la circulation.

Les tubercules des oreilles ont bien diminué de volume ; l'*amaigrissement et l'atrophie* se prononcent de plus en plus.

Le 9. Légère douleur en dedans de l'omoplate droite; l'auscultation révèle quelques frottements humides. La fièvre persiste et le pouls est à 100 pulsations.

Le 12. La fièvre a cessé et le pouls est tombé à 84 pulsations.

Le 15. Le malade se plaint toujours de son point de côté. Le genou gauche est gonflé et douloureux à la pression, l'atrophie musculaire augmente, et la voix est toujours aussi éteinte que par le passé.

Le 20. Une névralgie intermittente, occupant la partie droite de la tête, s'est déclarée depuis quelques jours.

Le 29. Les symptômes observés du côté du larynx sont plus marqués que ces jours derniers, la respiration est pénible, la voix est éteinte et la toux est fréquente, mais il y a peu de chose à l'auscultation.

4 décembre. Après un moment de répit, la gène de la respiration redevient aussi forte.

Le 8. Amélioration notable.

Le 14 *Fluxion inflammatoire* du côté du genou, laquelle dure jusqu'au 16 décembre.

Les 20, 21, 22 et 23. Le malade perd l'appétit; ses forces baissent de plus en plus, le larynx est pris de nouveau, et de nouveaux accès de suffocation se déclarent.

1er janvier 1870. L'état du malade est peu changé, au dire de ceux qui l'ont vu auparavant.

Les tubercules sont affaissés presque partout, excepté sur le visage et sur le nez, où ils sont ulcérés.

Les symptômes prédominants sont : l'*aphonie* et la *dyspnée*.

Dans le courant de ce mois, il a eu plusieurs accès de suffocation, qui ont failli l'emporter. Mais ce qui frappe le plus la vue c'est son amaigrissement qui l'a réduit à l'état de squelette. La fièvre hectique ne le quitte plus, et on constate vers le soir une recrudescence du pouls.

L'intelligence d'ailleurs est intacte. Les fonctions digestives sont de plus en plus languissantes; on ne trouve pas de sucre dans les urines; mais quelques traces d'*albumine*.

10 février. La *dysphagie* est telle que les liquides seuls peuvent être absorbés; mais non sans occasionner de la douleur en passant; le malade se plaint de constriction au niveau de la fourchette sternale.

La langue, recouverte de *tubercules énormes* qui la *séparent* pour ainsi dire *en lobes*, est d'une grande sécheresse, et, tant par son *volume* que par sa *rigidité*, ne permet plus au malade d'articuler convenablement les sons.

Le sifflement laryngo-trachéal est tel que l'auscultation de la poitrine est impossible.

Les quelques crachats que le malade rend sont opaques et jaunâtres.

Le pouls est petit et à 120 puls.

La *diarrhée persiste* malgré tous les moyens mis en usage pour l'arrêter.

Enfin il meurt dans le marasme le plus complet.

Nous avons suivi ce malade pendant plusieurs mois; nous étions malheureusement absent quand l'autopsie a été faite par nos amis Grancher et d'Espine, qui ont recueilli les pièces sur lesquelles notre examen microscopique a porté.

Les téguments extérieurs avaient, après la mort, à peu près le même aspect que pendant la vie, sauf une diminution dans la coloration. (Nous avons donné l'analyse microscopique de la peau, au chapitre de l'anatomie pathologique.)

Poitrine. Les poumons sont farcis de tubercules, les uns crus, les autres ramollis, et l'on trouve en plusieurs endroits des cavernes de diverses grandeurs. Il y avait de la pneumonie chronique interstitielle autour des tubercules, principalement aux deux sommets.

Nous renvoyons, pour plus de détails, au chapitre de l'anatomie pathologique, où sont mentionnées ces lésions.

Le cœur ne présentait rien de particulier.

Dans la cavité abdominale, l'intestin grêle seul offrait à l'œil nu quelques ulcérations peu profondes de la muqueuse, avec légère injection péritonéale à leur niveau.

Les altérations des autres viscères sont décrites au chapitre de l'anatomie pathologique.

Le cerveau a été examiné avec grand soin, couche par couche ; nulle part on n'a trouvé de changement dans sa consistance ou son aspect.

Les méninges étaient normales et sans adhérences ni plaques laiteuses.

La moelle était également d'une consistance normale; les racines rachidiennes; d'un beau blanc, sans épaississement des méninges. En un mot, à l'œil nu, les *centres nerveux, y compris les ganglions du grand sympathique, étaient tout à fait sains*. L'examen microscopique est venu en tous points confirmer cette assertion.

Seuls, les sciatiques étaiént épaissis ; mais sans cependant présenter de tumeurs proprement dites (voir l'examen microscopique qui donne l'explication de cet aspect.)

OBSERVATION II (personnelle).

Lèpre anesthétique et tuberculeuse.

(Cette observation a déjà été publiée dans la *Revue photographique des hôpitaux de Paris* où l'on trouvera la photographie de la main droite du malade.

M. M..., âgé de 32 ans, né à l'île Maurice, entre le 27 décembre 1868, à l'hôpital Saint-Louis, au pavillon Gabrielle, chambre nº 6, service du Dr Hillairet.

Son père et sa mère sont nés dans le pays, mais descendent de Français ; aucun membre de sa famille ne présente d'affection analogue à la sienne, et tous ses frères et sœurs jouissent d'une belle santé.

Il fut élevé à l'île Maurice dans d'excellentes conditions, et ne s'est jamais alité jusqu'en 1855.

Les premiers symptômes de la maladie, pour laquelle il vient réclamer les soins des médecins français, remontent à une dizaine d'années, et c'est après avoir contracté la gale qu'il s'aperçut que sur les membres existaient des *plaques circulaires rouges*, à rebords un peu saillants, avec anesthésie complète.

Jusqu'en 1856, ces plaques augmentèrent en nombre et en dimension ; mais, sous l'influence de bains sulfureux et cinabrés, la sensibilité revint petit à petit.

L'état général était satisfaisant, sauf un léger amaigrissement. A la fin de l'année 1856, il quitta le climat de Maurice, dont la température moyenne est d'environ 40° et où les conditions atmosphériques sont très-irrégulières, pour aller habiter la Réunion. Il passa une année dans ce pays, se portant bien. De retour à Maurice, à la fin de l'année 1857, il vit réapparaître des *taches anesthétiques* avec quelques tubercules sur les mains, lesquels ne tardèrent pas à s'*ulcérer* en laissant de petites cicatrices kéloïdiennes, que l'on voit encore sur le dos des mains.

De 1857 à 1866, les taches seules font des progrès en nombre et en étendue.

Enfin, en 1866, il vient en France, dans l'espérance de se guérir ; il débarque à Luchon, pour y faire une saison d'eaux, et c'est après ce séjour qu'il nous arrive.

Un certain jour, après avoir fait une saison de 90 bains, il entreprit avec un de ses amis une excursion dans les environs ; trois heures de marche en plein soleil amenèrent d'abondantes transpirations, une fatigue excessive et une *éruption bulleuse* mal déterminée, probablement du pemphigus, qui dura environ un mois.

C'est à partir de ce moment que les tubercules se généralisèrent et s'ulcérèrent par places. Ils furent plus abondants et plus volumineux à la face et sur les parties découvertes ; la *langue* et surtout le *voile du palais* en étaient parsemés.

La *conjonctive* prit alors cette teinte bistre si remarquable et si pathognomonique ; la cornée était saine.

La *voix* qui, jusqu'au mois d'octobre 1868, était normale, devint *rauque* à la suite d'un refroidissement.

Actuellement son état général est aussi bon que possible ; l'appétit est satisfaisant, toutes les fonctions se font bien et la force musculaire est bien conservée. A son entrée à l'hôpital Saint-Louis, les tubercules des mains étaient ulcérés ; mais, sous l'influence du traitement tonique général ainsi que des pansements faits avec la poudre de quinquina, la cicatrisation s'opère et laisse, sous les croûtes, des cicatrices que l'on voit encore sur le dos des mains et sur la partie inférieure des avant-bras.

Le 1er février, on lui enlève un tubercule volumineux sur le bras droit; au bout de quelques jours, la cicatrisation est parfaite. Vers le 11 février, la peau de la face et des membres se congestionne; la langue devient saburrale et le pouls s'élève. Alors le 12, on voit apparaître une *éruption de variole*, qui marche rapidement. Elle présente ceci de particulier que, sur les tubercules, les pustules sont confluentes et se réunissent; dans les intervalles, les pustules offrent leur aspect ordinaire.

Le 15. Les pustules se dessèchent et semblent entraîner un commencement d'atrophie des tubercules, excepté sur les membres où la dessication est plus lente.

Le 23. L'aplatissement s'accentue, surtout à la face.

16 mars. *Lymphangite et adénite axillaire du côté droit* avec rougeur partant du tubercule enlevé; *petite plaque d'érysipèle.*

Pendant le mois d'avril, rien de nouveau.

Au mois de mai, on lui applique du collodion sur le dos de la main, pour tâcher de déprimer les tubercules et faciliter leur résorption. Les espérances que l'on avait fondées sur ce médicament ne sont pas couronnées de succès. On lui fait prendre des bains hydrofères au bi-carbonate de soude, jusqu'au 28 mai, et, au mois de juin, il nous parle d'une huile employée dans l'Inde contre cette affection (intus et extra). On le soumet à cette médication, en laquelle le malade a la plus grande confiance. Par son emploi, les tubercules paraissent plus rouges et jouissent d'une vitalité plus grande.

Enfin, dans ces derniers jours, nous le soumettons à des badigeonnages quotidiens d'une solution d'acide phénique qui semble produire un affaissement réel des tubercules.

Les mains et la partie inférieure des avant-bras portent de nombreux tubercules de tout volume et de toute forme. Les uns se sont ulcérés et ont laissé des cicatrices blanchâtres ou bistrées; les autres se sont fondus avec leurs voisins pour donner à la peau une consistance indurée, en englobant par leur altération de voisinage les restes de peau saine.

A une certaine époque, le dos des mains ne formait qu'une vaste plaie, due à la réunion des ulcères développés aux dépens des tubercules. Ces ulcérations ont laissé un tissu cicatriciel qu'il est impossible de rider.

Çà et là, sur les doigts, la face dorsale des mains et la face interne des poignets et des avant-bras, on voit des *tubercules* à différents degrés de développement, avec coloration bistre spéciale et anesthésie complète.

La peau des mains est *transparente* et offre un *réseau sanguin* très-développé, caractéristique, que l'on retrouve toujours sur les tubercules arrivés à un certain volume. Ce réseau offre la plus grande analogie avec les dilatations variqueuses des capillaires de la peau, des pommettes de vieillards à figure congestionnée.

L'*épiderme des mains* est devenu très-mince et les *saillies papillaires* ont diminué de hauteur, en sorte que la peau a acquis une grande douceur, tant à la face dorsale qu'à la face palmaire.

Les doigts présentent de volumineux tubercules, au niveau des phalanges.

Presque tous les *ongles sont malades* et offrent les différentes altérations que l'on rencontre dans l'onyxis consécutif au développement et à l'ulcération d'un tubercule lépreux, au-dessus de la matrice unguéale.

Leur vitalité, profondément troublée, se traduit par un *aspect terne, rugeux*, avec présence de rayons longitudinaux.

Celui de l'annulaire de la main droite, qui est le plus compromis, a déjà subi un commencement d'exfoliation, consécutive à la présence d'un tubercule sous-unguéal.

Celui du médius de la même main n'existe plus que sous forme de petites écailles noirâtres n'adhérant que par un point de leur circonférence et donnant au doigt un aspect bizarre.

C'est en 1865 qu'un tubercule analogue à celui qui soulève l'ongle de l'annulaire s'est ulcéré et a détruit la matrice de cette annexe de l'épiderme.

La paume des mains ne présente que quelques tubercules vers le rebord cubital, dont la saillie est bien moins prononcée par suite de l'atrophie des muscles. Les veines sous-cutanées, à peine visibles en bonne santé, sont ici devenues très-apparentes par suite de la finesse et de la transparence de la peau.

Voici quel est l'état du malade à un an de distance.

L'état général semble satisfaisant et le sujet a conservé toutes ses forces; la figure, les mains et les avant-bras sont légèrement amaigris et l'atrophie musculaire des éminences thénar et hypothénar a fait des progrès.

Les fonctions s'exécutent parfaitement; l'appétit est conservé. La respiration est ample, et la voix, très-altérée, par suite de productions tuberculeuses développées sur les cordes vocales, a repris à peu près son timbre normal.

Les muqueuses du nez et de la bouche ont recouvré leurs facultés olfactive et gustative. Il n'y a plus de saignements de nez ni de croûtes dans les fosses nasales.

La figure, qui portait d'assez volumineux tubercules, sur le front, le nez et les joues, n'offre plus à présent que des taches bistres avec un léger épaississement de la peau dans les points où il y avait des tubercules.

Le nez est bien moins épaté et les oreilles sont moins volumineuses.

Le corps est toujours à peu près dans le même état, c'est-à-dire moucheté des taches d'une nuance bistre, qui tranchent sur la coloration de la peau des parties voisines.

Le bras droit n'offre qu'un petit nombre de taches et quelques cicatrices dues à la cautérisation par l'acide phénique à 20 0/0. Au bras gauche, elles sont en plus grande abondance. Les coudes présentent un épaississement de la peau, avec squames blanchâtres, mais non brillantes et micacées comme celles du psoriasis.

Tous les tubercules qui étaient si nombreux et si développés à la face externe des avant-bras se sont affaissés ; quelques-uns ont laissé des cicatrices; les autres sont restés stationnaires, mais il ne s'en est pas montré de nouveaux.

La peau présente en certains points une *induration* avec *anesthésie*.

Le dos des mains ne porte plus de tubercules saillants; mais la peau a une grande épaisseur, due à l'infiltration de son tissu par la matière tuberculeuse. Çà et là, on voit des croûtes noirâtres qui sont consécutives à la cautérisation et à l'ulcération de la peau par l'acide phénique.

Les doigts sont à peu près dans le même état qu'autrefois. Cependant les ongles semblent avoir repris un peu de vitalité.

La paume des mains est peu modifiée.

Sur les membres inférieurs, on peut constater les particularités suivantes : sur les cuisses, il existe des taches et des cicatrices assez larges; au niveau de la rotule droite, il y a une très-grande cicatrice blanche et non adhérente aux parties sous-jacentes.

Les ulcérations qui s'étaient développées sur les jambes se sont cicatrisées, et il ne reste plus que quelques croûtes noirâtres comme trace de leur passage. La peau a acquis un épaississement et une dureté considérables; il est impossible d'y faire un pli en la pinçant; elle est *envahie profondément*, son aspect extérieur a changé, elle est devenue chagrinée; ses sécrétions se font mal, et elle ressemble, par sa résistance, à celle d'une personne atteinte de sclérodermie.

Ces changements sont survenus après un an de traitement par l'huile de Chaulmoogra, aidée de badigeonnages avec l'acide phénique, qui déterminaient l'ulcération et la fonte des tubercules. C'est surtout du côté du larynx et de la figure que les bons effets de ce traitement sont faciles à constater.

Voici le résultat de l'analyse microscopique, faite par Ranvier, du tubercule enlevé au malade par notre ami Gillot, et qu'il a consigné dans sa thèse sur le mycosis fongoïde (page 71).

« Ce tubercule lépreux est constitué par un tissu gris, vasculaire ; il forme une masse bien limitée au milieu du tissu adipeux circonvoisin. Il se décompose lui-même en une série de lobules séparés par des travées de tissu connectif, contenant les cellules adipeuses.

« Ces lobules sont formés par une agglomération de cellules extrêmement variées de forme : les unes sont rondes, d'autres ressemblent à des blocs irréguliers ; certaines sont fusiformes ; quelques-unes sont étoilées, la plupart ont $0^{mm},05$ à $10^{mm},02$ de diamètre.

« Enfin, on trouve au milieu d'elles de grandes cellules ayant $0^{mm},03$ à $0^{mm},84$ chargées de noyaux ;.celles-ci sont en tout semblables aux cellules mères de la moelle des os. Il n'y a aucune substance interposée entre ces différentes cellules ; elles se touchent d'une manière intime.

« Les vaisseaux qui sillonnent le tissu morbide ont une paroi épaisse, non embryonnaire : ce caractère pourrait servir à faire distinguer les tubercules de la lèpre des tumeurs sarcomateuses. »

Observation III (personnelle).

Lèpre tuberculeuse et anesthétique.

(Hôpital Saint-Louis, pavillon *Gabrielle,* service du Dr Hillairet.)

M. R... (Emile), 42 ans, miroitier, demeurant rue de Provence, 48, né à Nice de parents n'ayant jamais quitté Nice, marié et sans enfants.

Son père a eu des manifestations scrofuleuses ; sa mère, morte jeune, n'a jamais présenté du côté de la peau d'accidents semblables aux siens; il est l'aîné de huit enfants qui n'ont jamais eu d'affections cutanées.

Sa constitution est assez forte ; le teint est coloré ; les cheveux sont noirs. Il n'a jamais été malade sérieusement; mais il est très-sujet aux névralgies.

C'est à l'âge de 35 ans qu'il vit apparaître des taches sur les bras et le tronc ; elles étaient d'un jaune vert foncé, sensibles et sans rebords saillants. Elles fixèrent peu son attention jusqu'à l'âge de 40 ans.

C'est à cette époque, qu'à la suite d'une libation, les tubercules commencèrent à se développer, surtout vers le rebord interne des sourcils; ces tubercules étaient assez volumineux pour déformer les traits et donner à la physionomie l'aspect léontiasique. Il en est survenu presque en même temps trois autres au coude, du côté gauche et un autre petit à l'avant-bras, du même côté. Le reste du corps était indemne de tubercules.

L'état général était assez satisfaisant; cependant le malade éprouvait des lassitudes, se fatiguait vite et comme, à cette époque, ses occupations nécessitaient de fréquentes courses au soleil, provoquant d'abondantes sueurs suivies bientôt d'une réaction de fraîcheur, nous ne serions pas éloigné de penser que ces impressions ont été pour quelque chose dans la poussée tuberculeuse.

Les tubercules se généralisèrent bien vite et envahirent la figure, les paupières, le nez, le menton et les oreilles.

Nous allons passer en revue ses fonctions individuelles ; puis nous décrirons les anomalies ou changements qui se sont opérés dans ses fonctions encéphaliques, pour terminer par un coup d'œil sur son habitus extérieur.

Circulation. — 1° artérielle. Le pouls est régulier.

Le cœur n'est pas hypertrophié ; ses battements sont normaux et on n'entend pas de bruit de souffle.

2° La circulation veineuse se fait bien ; on ne constate aucune varice sur les membres inférieurs ; le sang, examiné au microscope, n'est pas altéré sensiblement.

Respiration. — La respiration est pure, sans bruits anormaux ; la sonorité de la poitrine est parfaite ; le malade ne tousse que rarement et encore doit-on rapporter cette toux aux altérations tuberculeuses du larynx, qui est envahi par les progrès de la maladie.

Digestion. — La faim est conservée, la soif est vive. L'alimentation a toujours été bonne; elle était composée de viandes, légumes et de poisson. L'été, M. R... a souvent fait des excès de boissons qui ont rendu son estomac un peu paresseux ; mais, depuis qu'il s'observe davantage, il n'éprouve plus ces pituites ni cette gêne de la digestion stomacale.

Grand fumeur de cigarettes, il a souvent la bouche pâteuse et amère. La mastication est facile; la langue ne présente pas de tubercules et a conservé les sensations gustatives dans toute leur fraîcheur.

Les dents sont recouvertes, au niveau de la sertissure des gencives devenues fongueuses, d'une couche épaisse de tartre. La voûte palatine présente des tubercules de faible volume, qui sont groupés sur la ligne médiane et sur le bord alvéolaire des gencives; le voile du palais est épaissi et on voit sur sa face buccale et sur la luette de petits tubercules dont l'érosion superficielle a donné à la muqueuse une apparence blanchâtre sur fond rouge.

Les amygdales ainsi que le pharynx sont recouverts de petits tubercules qui donnent à la muqueuse un aspect granulé.

La déglution est considérablement gênée par la raideur du voile du palais, qui est épaissi, et par les tubercules pharyngiens.

La digestion stomacale se fait assez bien en ce moment. Il y a trois ans, lors de ses excès, il était sujet aux vomissements. Les matières vomies étaient des aliments colorés en jaune par de la bile ; mais maintenant qu'il surveille son régime il ne vomit plus.

Il était, pendant son séjour à Nice, sujet à des flatuosités et à de la diarrhée, qui durait trois jours au plus et n'a jamais revêtu le caractère dysentérique.

La nutrition ne se fait plus aussi bien qu'autrefois ; le malade s'est amaigri dans ces derniers mois.

La secrétion de la salive est considérablement augmentée.

La sueur est très-abondante et se fait sur toute la surface cutanée, même au front, où les tubercules ont atteint un volume assez considérable.

Fonctions encéphaliques. — La sensibilité est diminuée ou abolie partiellement à la région postérieure de l'avant-bras, dans sa moitié inférieure et sur le dos de la main gauche.

La peau en est indurée et offre une teinte bistre limitée en certains points; sur cette induration on sent, en promenant le doigt, de petits tubercules très-peu élevés au-dessus du niveau de la peau. En ces mêmes points, la peau est fine et douce.

La sensibilité est conservée sur le reste du corps et même à la figure où sont les plus gros tubercules.

Les moindres coups ou chocs sont plus douloureux que par le passé, par suite de l'exaltation de la sensibilité.

Le caractère du malade est devenu très-excitable; le sommeil, troublé début au de sa maladie, a repris son calme habituel, et maintenant le malade y est très-enclin et éprouve un grand bien-être à se reposer.

Il a remarqué aussi que son activité était moins grande et que ses facultés intellectuelles, notamment sa mémoire, baissaient beaucoup. Son esprit est souvent distrait et ne peut suivre longtemps une lecture sans penser à autre chose.

Ses bras et ses jambes, dont les saillies musculaires étaient fortement accusées, sont amaigris, mais ont pourtant conservé assez de force, pour qu'il puisse faire, sans trop de fatigue, 3 ou 4 lieues.

Nous n'avons pas constaté d'atrophie des éminences thénar et hypothénar ; il serre encore avec force.

Voix. — Il y a environ huit mois, il perdit entièrement la voix pendant deux ou trois mois, à la suite d'un refroidissement; depuis ce temps il a toujours conservé une certaine raucité de la voix.

La *vue* est intacte; mais les organes protecteurs de l'œil ne sont pas normaux. Les deux paupières supérieures portent, vers le milieu de leur bord libre, un tubercule de la grosseur d'un pois, qui ressemble tout à fait à un orgeolet. Les cils à ce niveau sont détruits.

Les *oreilles* sont hypertrophiées en masse ; les lobules sont énornes et au toucher on sent de véritables tubercules sur lesquels on aperçoit de petites varices capillaires bien plus abondantes sur le lobule que sur le reste de cet organe. Tout s'est borné à l'oreille externe, car l'ouïe est parfaite.

Le *nez*, un peu écrasé, est actuellement recouvert de petits tubercules de la grosseur d'une lentille, qui lui donnent un aspect verruqueux; ces tubercules sont plus abondants sur les ailes du nez. Sur le dos du nez, les glandes sébacées fonctionnent avec plus d'activité; quant à l'odorat, il est presque anéanti par un coryza répété, occasionnant des croûtes plus ou moins épaisses qui se détachent sans amener d'hémorrhagies.

Au début de la maladie, les désirs génésiques étaient assez ardents, mais depuis un an et demi ils ont cessé presque entièrement, d'ailleurs les testicules sont atrophiés.

Voici ce que l'on constate du côté du tégument externe:

Figure. — Les sourcils présentent des tubercules qui ressemblent en certains points à de petits molluscums; la peau des parties environnantes est épaisse, ridée et dépourvue de poils. Les rides du front, vers la racine du nez, sont très-saillantes et séparent les tubercules, groupés les uns à côté des autres.

Il existe quelques tubercules sur les lèvres supérieure et inférieure à partir de la muqueuse seulement. Les plus gros sont du volume d'un pois et presque pédiculés et ils ressemblent un peu à une syphilide végétante.

Le menton en porte quelques-uns d'un faible volume ; le cou n'offre rien de particulier à noter.

Corps. — Il y a très-peu de chose sur l'abdomen et la région lombaire; c'est à la région mammaire et en arrière sur les côtés de la poitrine et des épaules, que se trouvent des taches assez petites, sans élevures sur les bords, lisses et d'une teinte bistre foncée.

Les bras, petits en comparaison d'autrefois, sont recouverts de faibles taches, bien plus abondantes à la face externe qu'au dedans. On voit, au niveau du coude gauche, trois tubercules, peu élevés au-dessus du niveau de la peau et recouverts d'une légère desquamation épithéliale. L'avant-bras de ce côté présente une induration de la peau, au niveau du poignet, vers le bord radial ; sur cette induration, on remarque quelques petits tubercules. Un seul tubercule, gros comme un pois, siége à l'avant-bras. La main est très-peu malade et les ongles n'ont rien.

Le bras droit, à part un tubercule du volume d'une noisette, à surface lisse et rouge, recouvert à son centre d'une croûte brune qui cache une petite ulcération centrale, ne porte que peu de taches foncées. Le poignet de ce même côté a la même rudesse et quelques tubercules analogues à celui du côté gauche.

Les jambes sont mouchetées de taches dont les plus grandes sont comme une pièce de 1 franc. Çà et là existent deux ou trois tubercules, ainsi que des cicatrices de furoncles, dont l'éruption remonte à cinq ou six ans. Les taches ont une teinte bistre et la peau est très-lisse à leur niveau.

Les pieds sont très-sensibles, bien que la peau soit à peu près saine ainsi que les ongles.

Voici ce que l'examen microscopique a permis de constater sur des préparations faites avec le tubercule unique situé à la partie inférieure de la face dorsale de l'avant-bras gauche.

Ce tubercule était du reste parfaitement limité et saillant au-dessus de la peau, avec laquelle il faisait corps, tout en glissant sur les parties profondes.

Nous reproduisons la note (1) que notre excellent ami Malassez a bien voulu nous communiquer ; nous avons été heureux, en la lisant, de voir que les altérations qu'il mentionne venaient corroborer celles que nous avions constatées nous-même sur le malade de l'observation n° 1.

« On peut voir, sur une coupe perpendiculaire à la surface, que la tumeur est constituée d'abord par l'épiderme épaissi, puis par un tissu gris blanchâtre, présentant un certain nombre d'orifices vasculaires saignants. Ce tissu occupe toute la place du derme et se prolonge même un peu dans le tissu cellulo-graisseux sous-cutané. Le passage des tissus sains aux tissus morbides se fait brusquement ; aussi la tumeur est-elle facilement limitable.

« *Examen microscopique.* — L'épiderme est épaissi ; en effet, dans les

(1) Communication faite à la Société anatomique.

parties qui avoisinent la tumeur, la hauteur de la couche épithéliale est de 50 μ (1) au plus; au niveau de la tumeur, elle mesure 240 à 250 μ. De plus, il existe des prolongements papillaires assez minces et peu profonds à la périphérie de la tumeur ; mais plus larges et plus profonds à la partie centrale. J'en ai mesuré qui atteignent, dit l'observateur, 50 μ. Cette hypertrophie est due à une multiplication des cellules épithéliales qui prises en elles-mêmes ne m'ont pas paru présenter de particularités, si ce n'est *une augmentation des granulations pigmentaires.*

« Quant au tissu morbide, il est formé presque exclusivement de cellules de formes et de dimensions variables, comme on peut le voir sur une coupe fine ou mieux par le râclage.

« La plupart de ces cellules sont plates et présentent un certain nombre de prolongements ; ce qui leur donne un aspect fusiforme s'il y a deux prolongements, stellaire s'il y en a un plus grand nombre. On en voit qui s'anastomosent à l'aide de ces prolongements.

« Elles n'ont d'ordinaire qu'un seul noyau contenant plusieurs nucléoles. Sur plusieurs cellules fusiformes, j'ai vu deux noyaux, comme s'il y avait division de noyaux primitifs.

« En ne tenant pas compte des prolongements, elles présentent de 15 à 20 μ et, avec les prolongements, elles peuvent aller jusqu'à 42 μ.

« Les noyaux sont ovoïdes et mesurent, en moyenne, de 8 à 13 μ de long sur 5 μ de large.

« A côté de ces cellules, j'en ai remarqué de beaucoup plus grandes ayant de 25 à 45 μ de diamètre et qui ressemblent tout à fait aux cellules mères de la moelle des os. Comme sur plusieurs de ces cellules, j'ai pu reconnaître des lignes de séparation entre les noyaux, je me suis demandé si je n'avais pas eu simplement affaire à des cellules semblables à celles précédemment décrites, mais qui seraient accolées par leurs bords.

« J'ai également vu, et cela surtout sur les préparations obtenues par le râclage, une certaine quantité de noyaux libres ou entourés d'un protoplasma irrégulier, comme déchiqueté : ne seraient-ce pas des cellules fusiformes ou étoilées que le râclage aurait plus ou moins détruites.

« Enfin, il existe *quelques corpuscules de Gluge*, principalement dans les parties centrales ; dans les mêmes parties, la plupart des éléments sont devenus plus ou moins complétement granuleux et graisseux.

« Le passage des tissus sains aux tissus morbides est particulièrement intéressant ; sur des coupes fines on peut voir que le travail morbide se fait dans le derme à peu de distance de l'épiderme, au niveau du réseau *capillaire superficiel*, autour de vaisseaux plus profonds et autour des glandes et conduits glandulaires.

« Comme les glandes et les conduits glandulaires sont enveloppés d'un réseau capillaire, on pourrait dire, d'une manière générale, que le travail morbide débute au voisinage des capillaires. Ce travail morbide con-

(1) μ signifie millième de millimètre.

siste en une multiplication des cellules du tissu conjonctif; en même temps qu'elles se multiplient, elles semblent devenir plus petites et présenter un moins grand développement dans leurs prolongements.

« Simultanément les faisceaux de tissu conjonctif, que ces cellules entourent, deviennent de plus en plus petits, si bien qu'ils finissent par être réduits à de petits filaments, qui bientôt disparaissent eux-mêmes.

« Les fibres élastiques subissent le même sort. Il est probable que c'est par un mécanisme analogue que disparaissent les follicules pileux, ainsi que les glandes sébacées et sudoripares, pour faire place au tissu morbide.

« Les vaisseaux, que nous avons vus être le point de départ du processus, semblent résister seuls au travail de destruction. Ils ne m'ont paru ni plus ni moins abondants ; mais ils sont très-évidemment plus développés.

« Cette non-augmentation du nombre des capillaires dans un point où les éléments cellulaires sont au contraire bien plus nombreux, explique peut-être pourquoi les éléments subissent la dégénérescence graisseuse dans les parties centrales du tubercule, là où ces éléments sont plus anciens, plus nombreux, et par conséquent se nourrissent moins facilement.

« Leur structure ne m'a point paru modifiée; leurs parois ne sont pas revenues à l'état embryonnaire, fait déjà signalé par Ranvier (voir observation N° 2) et qui lui paraît un caractère propre à faire distinguer les tubercules de la lèpre des tumeurs sarcomateuses. »

Cet examen vient confirmer presque en tous points ce que nous avions observé nous-même sur les préparations faites avec de la peau dont l'altération était plus avancée.

Observation V (personnelle).

Lèpre anesthétique et tuberculeuse.

M. Théodore L., âgé de 45 ans, artiste peintre, entre le 8 juillet 1869 au pavillon Gabrielle, chambre n° 9, hôpital St-Louis. Service du Dr Hillairet.

Nous ne trouvons aucun antécédent de maladie cutanée dans sa famille; il a, du reste, joui d'une excellente santé dans sa première jeunesse.

Il a été nourri par sa mère; son père, âgé de 70 ans, est parfaitement portant.

Sa première maladie remonte à l'âge de 28 ans ; étant à New-York, il eut une pneumonie qui dura quinze jours.

Quelque temps après, il alla rejoindre son père qui exerçait la médecine à Puerto-Cabello.

En 1844, il vit apparaître, à la suite d'un contact impur qu'il eut à Caracas (capitale du Venezuela), deux chancres avec chaude-pisse cordée et adénites inguinales, qui durent être ponctionnées par le bistouri. Tous ces accidents avaient disparu au bout de deux mois.

En 1846, il revint à Paris et eut, à la suite de libations, un petit écoulement uréthral qui ne fut point douloureux et guérit très-facilement.

Après un an de séjour en France, il revint à New-York et fut parfaitement portant durant dix ans.

En 1859, il fut encore repris d'un écoulement uréthral.

Sa santé, à part tous ces petits accidents, étant bonne, il se maria à Maracaybo, qu'il quitta au bout de trois mois, pour aller s'installer pendant deux ans à la Jamaïque.

Au bout de deux ans de mariage, il vit apparaître une exostose du tibia droit s'accompagnant de douleurs ostéocopes, dont la disparition eut lieu deux mois après, à la suite d'un traitement à l'iodure de potassium.

Dans cet intervalle, sa femme avait eu deux enfants qui étaient morts.

C'est elle qui s'aperçut la première qu'il avait des taches rosées disséminées sur la région fessière et lombaire. Ces taches continuèrent à se développer sur le tronc, les fesses, les cuisses et les bras : elles étaient rondes par place, mais encore sans élevures au-dessus du niveau de la peau des parties voisines. Ces plaques avaient l'apparence de la peau d'un vieillard et étaient couvertes d'une desquamation furfuracée.

A quelque temps de là, il fut pris d'une attaque de délirium tremens, à l'occasion d'une chute de cheval. Ces accidents durèrent huit jours. A partir de cette époque, sa vue baissa et l'odorat se perdit.

Les taches du corps, en s'étendant, finirent par se réunir en couvrant surtout le tronc. Leur coloration du rose tendre passa au rouge cuivré.

Les paupières s'étaient hypertrophiées, et la conjonctive oculaire présentait déjà la même teinte que la peau.

Il y avait, en outre, un gonflement des mains et des pieds.

Les fonctions digestives laissaient à désirer ; la cause devait en être attribuée à l'abus qu'il faisait des boissons alcooliques. Les troubles gastriques, les pituites, la constipation et les hémorrhoïdes dont il souffrait, n'avaient d'autre cause que le mauvais régime auquel il se soumettait.

A quelque temps de là, il fit une grande excursion photographique pour prendre des vues dans la province de Carabolo, où il fut exposé à l'ardeur des rayons solaires : c'est en revenant de ce voyage, qu'il se fixa pendant deux ans à Valence, à dix lieues de Puerto-Cabello.

Sous l'influence d'un meilleur régime, les fonctions de l'estomac se rétablirent, et il put reprendre ses travaux habituels.

Trois mois avant de s'embarquer pour la France, c'est-à-dire au mois de décembre 1868, il vit apparaître des bulles de pemphigus aux pieds. Ces accidents récidivèrent et finirent par déterminer des eschares qu'il pansa avec de la poudre de quinquina et de charbon.

Il s'embarqua le 18 mai 1869, pour arriver au Havre le 1er juillet. La traversée lui fit du bien.

Voici dans quel état il se trouve actuellement :

Le tronc ne présente que quelques taches fauves à contours festonnés, mais non saillants au toucher. Dans les intervalles, la peau est de coloration normale. Ce malade apprécie assez bien les différences de température des corps mis en contact avec la peau, qui a du reste conservé sa sensibilité sur le tronc, sauf dans quelques points ou elle est obtuse.

Les parties les plus malades sont : la figure, les mains, les avant-bras, les pieds et les jambes.

La figure est tout à fait caractéristique et répond à la forme léontiasique.

Le cuir chevelu, comme nous en avons fait la remarque chez presque tous les lépreux, est intact et lès cheveux sont conservés en grande partie ; toutefois, sur le sommet de la tête et en un point très-limité, il existe une légère induration de la peau.

Les tubercules ont envahi, pour ainsi dire, toute la face, depuis les sourcils jusqu'au menton; ils sont séparés par les sillons habituels de la face. Ces sillons, très-profonds par le développement des tubercules, sont le siége d'un léger suintement.

Ce qui frappe l'œil de l'observateur, quand il regarde attentivement la physionomie de ce malade, c'est la dilatation en arborisation des vaisseaux de la peau devenus superficiels et très-apparents, par suite de la minceur de l'épiderme. Nous n'avons jamais rencontré ce caractère aussi prononcé chez les autres malades que nous avons eu l'occasion d'examiner. Ce phénomène est d'autant plus saillant, qu'on l'observe au moment d'une poussée tuberculeuse ou à l'occasion d'une fluxion inflammatoire quelconque.

Les oreilles, énormes et pour ainsi dire lobées, par suite des tubercules implantés à leur surface, présentent le même aspect. Les sourcils ne sont tuberculeux et glabres que dans leur moitié interne ; dans le reste de l'étendue, la peau moins indurée a conservé ses poils.

Les conjonctives oculaires sont d'une teinte bistre assez prononcée ; au niveau du cul-de-sac externe de la conjonctive oculaire gauche, on voit un épaississement tuberculeux très-riche en vaisseaux, qui empiète un peu sur le bord de la cornée, légèrement dépolie à ce niveau.

Cette altération, qui dure depuis quelque temps, a déterminé une inflammation profonde de l'œil, inflammation qui se traduit du côté de l'iris par un changement de coloration et une irrégularité de la pupille accompagnée de douleurs péri-orbitaires. Cet œil, comme celui du côté opposé, larmoie facilement et la vue affaiblie ne peut supporter longtemps sans se voiler un effort visuel continu.

Les paupières fonctionnent difficilement, épaissies qu'elles sont par la présence de petits tubercules d'un volume variable, ayant détruit tous les cils.

Le nez est épaté et son volume a presque doublé ; l'orifice des narines est obstrué par des tubercules volumineux développés sur les ailes du nez. L'odorat est presque anéanti et les épistaxis sont très-fréquentes : indice d'une altération profonde de la muqueuse de Schneider.

Le nez est couvert d'*acné punctata* et les orifices des glandes sébacés sont béants et laissent échapper par la pression des cylindres de matière sébacée.

Les pommettes, très-saillantes, portent d'énormes tubercules séparés des ailes du nez par un sillon profond, qui est devenu le siége d'un suintement abondant.

Le pavillon de l'oreille, avons-nous dit, est pour ainsi dire lobulé par le développement des tubercules qui ressemblent, au moins pour la forme, à de petits molluscums. L'ouïe est intacte.

Les lèvres sont epaisses et portent, aux commissures, des tubercules excoriés; leur face muqueuse est exulcérée par place, en sorte que le contact des aliments irritants est devenu tres-douloureux.

La langue est tuméfiée et couverte, sur sa face dorsale, de tubercules dont l'épithélium a disparu en grande partie. Le goût ne perçoit plus aussi délicatement l'impression des substances sapides ; cela se comprend facilement.

La muqueuse palatine est considérablement bosselée et épaissie sur la ligne médiane et au voisinage des dents. Les gencives sont fongueuses et saignent facilement.

Les inspirations sont rudes et sifflantes, par suite des productions analogues à celles de la peau, implantées sur la muqueuse du vestibule et des cordes vocales, qui, devenues rigides, ont donné à la voix une raucité spéciale et un timbre sourd, depuis six à huit mois. La pression, au niveau des cartilages du larynx est douloureuse et, en portant profondément le doigt dans le pharynx, on sent l'induration de la base de la langue et des replis arythéno-épiglottiques.

Le cou présente peu de tubercules; mais la peau a cette teinte spéciale et caractéristique des léproïdes maculeuses de Bazin.

Les membres, et en particulier les supérieurs, offrent à leur extrémité des lésions beaucoup plus avancées que celles du tronc. La peau, lisse au toucher dans les points qui ne sont pas le siége de desquamation, présente une épaisseur considérable et des indurations partielles ou générales sur toute son étendue.

Les mouvements des doigts sont gênés par la raideur de la peau et par les ulcérations dont ils sont le siége.

Le petit doigt et l'annulaire de la main gauche sont ankylosés.

Les ongles, dont la matrice est rétrécie, sont devenus écailleux, à l'exception de ceux des pouces qui sont à peu près intacts. Leur vitalité est profondément troublée par suite de l'altération de la matrice. Ils sont le siége d'un véritable onyxis lépreux.

La peau de la face palmaire, assez souple et fine, offre une grande varicosité des veines et capillaires. Les éminences thénar et hypothénar sont recouvertes de croûtes jaunâtres dues à des cautérisations.

La face dorsale des mains présente un épaississement avec tubercules et cicatrices, suite de cautérisations par l'acide phénique.

Dans toutes ces parties, la peau est sèche et couverte de squames épithéliales.

Plus on s'approche de la racine du membre, c'est-à-dire des parties couvertes de vêtements, plus on remarque que les lésions sont moins avancées.

Les avant-bras, couverts d'une desquamation furfuracée, présentent des taches avec tubercules et cicatrices. La sensibilité est obtuse en certains points.

Les bras n'ont que quelques macules. Les pieds sont moins malades que les mains; les ongles des doigts ont cependant été envahis par la maladie avant ceux des mains: mais tout s'est borné à cet onyxis et à quelques taches disséminées sur les faces dorsale et plantaire.

L'appétit est satisfaisant; mais les altérations de la langue ne permettent pas au malade d'user d'aliments solides. Les digestions se font assez bien, et les garde-robes sont régulières.

Les fonctions de circulation et de respiration s'exécutent comme à l'ordinaire; cependant, quelquefois le malade tousse et rejette quelques crachats muqueux striés de sang, venant du larynx.

Malgré l'état avancé des lésions externes chez ce malade, dont le moral est excellent, les forces sont en grande partie conservées, et il a la plus grande confiance dans les cautérisations qu'il pratique lui-même.

Nous avons appris, dans ces derniers temps, que M. L... avait succombé, pendant le siége de Paris, aux progrès de la maladie, dont les ravages s'étaient étendus du côté du larynx.

Observation V (personnelle).

Lèpre tuberculeuse et anesthétique.

Mlle S..... (Clémentine), âgée de 39 ans, couturière, demeurant, depuis quelques mois rue Monge, 10, est née à Loudeac (Côtes-du-Nord), pays très-sain, de parents bien portants, n'ayant jamais eu parmi leurs ascendants des personnes atteintes de maladie cutanée.

Elevée, dans sa jeunesse, chez un de ses parents, elle revint à onze ans sous le toit paternel et fit son apprentissage chez sa mère qui habitait Nantes; au bout de trois ans de séjour, elle quitta cette ville pour se rendre à l'île Maurice, en compagnie d'une famille mauricienne qui retournait dans son pays.

Après une traversée de trois mois et demi, en 1854, elle débarque à l'île Maurice, où elle vit pendant vingt-six mois, avec cette famille, dans une aisance relative. Mais, bientôt, elle subit des privations qui se traduisent par un affaiblissement de la santé et l'irrégularité des règles.

En 1854 et en 1856, elle put échapper aux deux épidémies de choléra qui furent si meurtrières.

Jusqu'en 1865, elle vécut sous le climat de l'île Maurice, se portant assez bien, malgré les privations qu'elle était obligée de s'imposer.

Dans les derniers mois de son séjour, elle prit pension dans une famille créole, où elle raccommoda, dit-elle, des vêtements de lépreux. (Dans ce pays dont le climat est très-sain, la croyance générale du pays est que la lèpre ne se communique que par le contact ???)

Voyant sa position s'aggraver, elle quitte l'île Maurice, pour aller à Batavia, dans l'espérance de mieux réussir, et de retourner bientôt en France.

La traversée dura environ un mois, et sans inconvénients pour sa santé.

A Batavia, les variations de température sont extrêmement brusques. On fait usage d'une alimentation très-excitante, poissons, jambon, lard; on boit aussi beaucoup de spiritueux et de bière.

Après un an de séjour dans ce pays, elle éprouva de violentes secousses morales, des pertes d'argent, et dut, pour subvenir au nécessaire, s'imposer des privations de toutes sortes et travailler de nouveau dans la couture.

C'est à partir de ce moment, qu'elle eut des accès de fièvre mal réglés, qui l'obligèrent à garder le lit quatre jours; le traitement qu'elle fit n'amena pas grand résultat.

Quelque temps après, elle vit apparaître des taches un peu jaunâtres sur les bras et les jambes seulement.

Elle avait bien remarqué aussi que sa figure avait changé d'aspect; mais les détails de ce changement ne lui sont pas restés présents à la mémoire. Elle nous dit qu'à l'approche des orages, elle ressentait des fourmillements et des picotements dans les membres.

Les forces avaient conservé toute leur vigueur et le moral était bon.

L'appétit était depuis longtemps chancelant et capricieux. Le riz, la viande de porc et les ragoûts de toute sorte faisaient la base de son alimentation.

Trois années se passent ainsi à Batavia : puis elle s'embarque pour la France et éprouve à ce moment de vives contrariétés.

Dans l'intervalle du trajet qui dure un mois, sa figure se décompose, et des tubercules apparaissent sur le corps.

Elle débarque à Marseille, vient à Paris, où elle habite depuis vingt-huit mois, et entre le 19 avril à Saint-Louis (salle Henri IV, nº 37).

Le logement qu'elle prend dans une maison neuve en arrivant à Paris, contribue certainement à accroître les manifestations de sa maladie.

Voici dans quel état nous la trouvons à son entrée à l'hôpital.

La figure est bouffie et colorée ; les paupières, le nez, les oreilles sont couverts de tubercules d'un volume variable, qui impriment à la physionomie le cachet lépreux.

Les yeux sont ternes, et la conjonctive oculaire est jaunâtre; la portée de la vue est conservée.

Les sourcils sont tous tombés; les cheveux en partie seulement.

Le nez est épaté, et depuis longtemps la malade saigne du nez. La muqueuse pituitaire est très-épaissie, et ses sensations sont très-obtuses.

L'appareil digestif fonctionne assez bien, cependant il se produit de temps en temps un peu de diarrhée qui a causé un amaigrissement assez notable.

La muqueuse palatine porte de nombreux tubercules non anesthétiques; sur la ligne médiane, la langue en est exempte. Les gencives saignent très-facilement; les dents sont saines.

Cette malade a conservé sa voix; d'ailleurs le larynx est sain. A l'auscultation, nous n'avons rien pu saisir d'anormal du côté des poumons ni du côté du cœur, bien que cependant elle nous ait dit que ses jambes enflaient.

Le sujet a perdu son énergie morale, et la moindre contrariété lui occasionne des éblouissements et des syncopes.

Voici dans quel état se trouve la surface cutanée : la peau du tronc, souple, fine et sèche, présente à la région hypogastrique et à la région mammaire, une teinte fauve sans anesthésie. Cette teinte fauve a succédé à des rougeurs qui ont disparu, en cédant la place à des léproïdes maculeuses à sensibilité un peu obtuse.

Le haut de la poitrine est d'une teinte plus foncée. Le cou est très-ridé, quoique la malade n'ait encore que 39 ans.

Comme chez nos autres lépreux, ce sont la figure et les membres, qui offrent les altérations les plus avancées.

Les avant-bras présentent des indurations cutanées volumineuses; sur le bord radial du bras droit, il y a un épaississement considérable de la peau dont la sensibilité est détruite. A ce niveau surtout, l'avant-bras et les mains, elle est rude, sèche et couverte de squames; çà et là on trouve des cicatrices de tubercules ulcérés et de petites bulles de pemphigus.

Près des coudes, il existe de larges croûtes noirâtres à couches stratifiées, suites d'ulcérations.

Plus on approche de la racine du membre et moins les ravages sont grands; il n'y a là encore que des taches jaunes qui remontent jusqu'aux deux tiers inférieurs.

Les ongles des mains ne sont pas encore profondément altérés; mais ils sont d'une finesse et d'une blancheur plus grande qu'à l'état normal.

Les mouvements des doigts sont aussi faciles que par le passé; du reste il n'y a pas d'atrophie des muscles des éminences thénar et hypothénar. La sensibilité tactile n'a pas encore subi d'atteinte, et la force de préhension est conservée, surtout à gauche.

La face palmaire présente quelques petits tubercules de la grosseur d'une lentille. Sur la face dorsale de la main droite, au niveau du tendon de l'annulaire, se trouve un gros tubercule cutané que l'on déplace difficilement, tant il fait corps avec la peau et les parties profondes.

Les jambes et les cuisses sont marbrées et mouchetées de petites taches livides avec ou sans induration; toute la peau des membres inférieurs est sèche, écailleuse et recouverte de squames épithéliales analogues à celles que l'on voit se développer sur la surface d'un vésicatoire en voie de dessiccation. Çà et là, on trouve des cicatrices à toutes les phases d'évolution, dont les plus larges ont l'étendue d'une pièce de 1 franc, résultat de l'ulcération de petits tubercules. Au pli de l'aine, du côté gauche, on sent quelques petits ganglions.

La sensibilité est obtuse sur les membres inférieurs.

Aux pieds, les ongles sont intacts; la peau du talon et de la plante du pied est aussi en voie de desquamation.

Les yeux sont peu malades; la conjonctive seule est légèrement infiltrée et offre la teinte bistre si caractéristique des taches lépreuses. La vue a toute son acuité; les sourcils n'ont disparu qu'au voisinage du nez; l'ouie n'a subi aucune atteinte; l'oreille externe est seule déformée par des tubercules.

Les cheveux sont conservés en quantité et en couleur.

L'état général est assez satisfaisant; cependant depuis quelque temps la malade maigrit; il est vrai que la nourriture d'hôpital n'est pas faite pour stimuler son appétit qui est devenu capricieux. Ses urines sont épaisses, et on constate que le dépôt est formé en grande partie par des cellules épithéliales.

Quelques jours après son entrée, elle fut prise d'une douleur violente du genou droit, qui s'accompagna d'un gonflement de l'articulation; il n'y avait pas de fièvre. On mit quelques vésicatoires qui amenèrent la résolution du liquide synovial et un bandage compressif fut appliqué pour faciliter la disparition de l'enflure de cette région. Malgré l'emploi de ces moyens, le membre ne put reprendre ses fonctions, et la malade fut obligée de garder le lit. Un traitement tonique avait été institué dès le début de son séjour à l'hôpital; on lui faisait prendre une solution très-étendue d'acide phénique, dans l'espérance d'amener, sinon la guérison, tout au moins la résolution des tubercules qui faisaient des progrès en nombre et en étendue. Mais le résultat n'a pas répondu aux espérances que l'on avait conçues.

La malade, dont l'affection, d'après ce que nous venons de dire, était parfaitement caractérisée, quitta, au bout de quelques mois, le service de M. Hillairet, sans avoir éprouvé de soulagement sensible, malgré les soins et la médication dont elle avait été l'objet.

Observation VI (personnelle).

Lèpre anesthétique et tuberculeuse.

Le nommé Louis C..., âgé de 22 ans, garçon boulanger, entre dans le service de M. le Dr Hillairet, salle Saint-Louis, lit n° 7, le 1er août 1870.

Il n'est pas d'une bien robuste constitution; néanmoins il a toujours eu une bonne santé, et en le questionnant sur ses antécédents, on ne trouve aucun indice de la maladie pour laquelle il entre à l'hôpital. Il est marié depuis déjà plusieurs années et a un enfant de trois ans, engendré depuis sa maladie qui remonte à huit ans; cet enfant se porte très-bien, ainsi que sa mère.

C'est donc il y a huit ans qu'apparurent des taches rouges, irrégulières et disséminées sur les jambes et les bras. Elles étaient insensibles.

Pendant deux ans elles restèrent stationnaires et ne s'accompagnèrent d'aucun autre symptôme. Au bout de ce temps, des tubercules se développèrent sur les genoux, les coudes et la face externe des avant-bras. La figure en était indemne.

Ce n'est que depuis six à sept mois que la maladie qui semblait rester stationnaire fit des progrès et qu'elle se généralisa sur la peau et les muqueuses.

Un peu avant les sept mois, il avait déjà sur la poitrine quelques taches lenticulaires d'une teinte bistre.

Voici dans quel état il se trouve actuellement :

Les facultés intellectuelles ont conservé toute leur intégrité, et ce jeune malade possède une grande énergie morale.

Sens. La vue est très-bonne; les yeux ainsi que leurs organes protecteurs sont sains.

L'ouïe est aussi fine que par le passé.

Odorat. Depuis trois ans, il est sujet, comme tous les lépreux, à de fréquents saignements de nez et à des croûtes, qui, par leur accumulations, gênent la respiration pendant le sommeil et le forcent à dormir la bouche ouverte.

L'olfaction, par suite des altérations qu'a subies la muqueuse, est très-imparfaite.

Goût. Les sensations gustatives sont imparfaites, quoiqu'il n'y ait pas de tubercules sur la langue. Le malade éprouve de la douleur au passage des aliments irritants et des boissons alcooliques.

Les gencives sont fongueuses et saignantes ; les dents sont déchaussées et recouvertes de tartre.

Le voile du palais et la luette sont tuberculisés, et la sensibilité est très-vive au niveau de la sertissure gingivale de la voûte palatine.

La voix a subi des modifications qui tiennent à l'altération des cordes vocales; elle est voilée; par l'examen laryngoscopique, nous avons pu constater que l'épiglotte était rouge et un peu raccornie; la glotte se trouvait rétrécie par l'augmentation de volume des deux cordes vocales supérieures, et par la présence d'un renflement tuberculeux sur celle de gauche; leur coloration était rougeâtre.

L'auscultation de l'appareil respiratoire ne nous a rien décélé.

Figure. Les cheveux sont normaux; le front, d'une teinte bistre, ne présente que peu d'altérations, si ce n'est au voisinage des sourcils, où la peau est seulement indurée sans tubercules saillants. Les poils sont tombés, surtout à la région externe des sourcils, où l'altération de la peau est plus avancée. Les yeux et leurs appareils protecteurs sont encore intacts.

Nez. La peau offre, à peu près, la même coloration que celle du front. On remarque quelques bosselures légères des ailes du nez.

Les lèvres sont tuméfiées et portent de petits tubercules de la grosseur d'un pois ou d'une lentille, à la réunion de la peau et de la muqueuse buccale. Ces petits tubercules sont plus abondants à la lèvre inférieure et aux commissures labiales.

Le menton est devenu proéminent, par suite du développement de petits tubercules groupés les uns à côté des autres, ayant considérablement épaissi la peau.

Les joues, simplement indurées, offrent une coloration bistre.

La figure, bien qu'elle présente çà et là des tuméfactions et des tubercules, est amaigrie.

Les oreilles portent des tubercules au niveau des saillies du lobule de l'antitragus et de l'hélix.

Poursuivons plus loin notre examen extérieur.

Sur la poitrine, on trouve des taches ressemblant beaucoup à du pytiriasis versicolor (léproïde squameuse de Bazin), légèrement surélevées au-dessus du niveau de la peau. Il y a très-peu de chose sur le cou, l'abdomen, la région fessière et la face antéro-inférieure des cuisses.

La peau des genoux est indurée, squameuse, insensible.

Les jambes sont plus malades que les cuisses; la peau devenue insensible est indurée dans presque toute son étendue, et recouverte de petits tubercules peu saillants.

Ce malade accuse, le long du tibia, des douleurs ostéocopes.

Les pieds ne présentent rien qui mérite de fixer notre attention; les ongles sont sains.

La jambe droite est dans un état d'altération moins avancé que la jambe gauche.

Les membres supérieurs offrent quelques taches disséminées sur la face externe; les coudes sont recouverts de quelques tubercules avec croûtes; c'est à peine si on en trouve un ou deux sur les avant-bras; cependant, du côté gauche, le malade nous en montre un qui date de trois ans et demi environ.

Voyons les mains : le dos de la main gauche, vers son bord cubital et la racine des doigts, offre un petit groupe de tubercules de la grosseur d'une lentille, et qui remontent à deux ans; la sensibilité a disparu en grande partie. La main droite est bien moins malade; c'est à peine si l'on remarque quelques tubercules miliaires sur le bord cubital et sur les phalanges.

Les ongles sont sains, et les muscles de la paume des mains n'offrent pas trace d'atrophie.

Depuis deux ans, ce malade a beaucoup maigri ; cependant il a conservé ses forces et son appétit. Son estomac fonctionne avec régularité, et il digère bien ses aliments.

Les fonctions urinaires se font bien ; mais ses urines sont un peu rouges ; depuis quelque temps, ses sueurs ont augmenté ; mais cela tient très-probablement à sa profession fatigante.

Nous n'avons pas trouvé dans son alimentation la cause occasionnelle de sa maladie.

Observation VII (personnelle).

Lèpre anesthétique et tuberculeuse.

M. T..., demeurant rue Boursault, à Paris, est né en France de parents bien portants. Pendant toute sa jeunesse, il a joui d'une bonne santé ; sa constitution d'ailleurs était excellente. Il n'a jamais fait d'excès d'aucune sorte ; il est marié et père de plusieurs enfants bien portants.

Sa jeunesse se passa en France ; puis il partit à Montevidéo, où se déclarèrent les premiers symptômes de la maladie dont il est atteint.

C'est en 1863, en se livrant à l'exercice de la chasse, que son attention fut éveillée par certains phénomènes insolites ; d'abord par un affaiblissement de la mémoire et ensuite par des sueurs très-abondantes, qu'il calmait par un lavage à l'eau froide en rentrant chez lui.

Après une chasse aux canards, pendant laquelle il se mit à l'eau, il éprouva un malaise général et de vives démangeaisons. Sept ou huit jours après, il remarqua sur le corps, le front et les poignets des taches analogues à des taches de rousseur. Ces taches firent de suite des progrès, et, vers la fin du mois de juillet, il fit un voyage en France pour venir consulter les hommes de l'art. Pendant la traversée, il se développa quelques tubercules, et les sourcils commencèrent à tomber.

Il resta dix mois en France, pendant lesquels sa maladie fit des progrès, malgré le traitement qu'on lui faisait suivre.

Quelques tubercules s'étaient montrés sur les poignets ; la peau avait bruni pendant son séjour.

Voyant que son état ne s'améliorait pas, il se décida, en 1864, à retourner à Montevidéo. La traversée se fait bien. Mais, à partir de cette époque, le sommeil laisse à désirer, l'énergie morale disparaît de jour en jour, bien que cependant les fonctions se fassent bien ; les désirs vénériens diminuent considérablement et des accès fébriles se répètent assez souvent.

La médecine Leroy, qu'on lui avait conseillée, détermine une poussée qui l'oblige à se mettre au lit quinze jours après son arrivée. La figure surtout était le siége de cette nouvelle poussée. La maladie resta stationnaire pendant quelque temps. La sensibilité toutefois était moins grande au niveau des taches et des tubercules.

C'est environ cinq ou six mois après son retour, que les jambes jusque-là saines présentèrent des taches qui s'indurèrent et devinrent le siége de bulles de pemphigus de toute dimension, apparaissant vite et se cicatrisant de même.

Sept ou huit mois se passèrent ainsi ; puis les taches de la peau, situées sur le corps, les bras et la figure diminuèrent. Les indurations elles-mêmes avaient suivi cette marche rétrograde.

Il ne restait plus que quelques petites taches et des tubercules disséminés; l'état général était satisfaisant; en somme, le malade se sentait assez bien pour reprendre ses occupations et faire exécuter un grand travail.

Les années se passent sans que la guérison arrive et il revient en France en mai 1869.

Voici dans quel état il nous a été donné de l'examiner.

La coloration générale de la figure se rapproche de la teinte bistre; le front est induré et tuberculeux; les paupières sont intactes; les conjonctives oculaires offrent une teinte légèrement ictérique. Les sourcils sont rares. Le cuir chevelu, comme chez presque tous les lépreux, est normal.

Le nez, depuis que le malade a fait disparaître par la cautérisation quelques tubercules développés sur les ailes de cet organe, a repris son aspect primitif.

Les joues, qui avaient acquis un volume considérable, par la présence de tubercules développés (dit le malade), à la suite de lotions avec de la neige, sont moins grosses depuis les cautérisations dont elles ont été le siége.

La muqueuse nasale est prise depuis trois ans, et M. T... a remarqué que les lotions d'eau salée entravaient la formation des croûtes qui obstruaient autrefois les fosses nasales. Jamais il n'a eu d épistaxis.

La lèvre supérieure, quelque peu tuméfiée et glabre, présente un petit tubercule médian; l'inférieure est moins indurée, malgré la présence de deux petits tubercules limités sur la ligne médiane.

La région mentonnière porte les traces de la cautérisation de tubercules anciens.

Les muqueuses linguale, palatine et laryngée sont à peu près saines.

Sur les membres supérieurs on aperçoit quelques taches avec induration tuberculeuse, surtout au niveau des avant-bras.

La face dorsale des mains seule est très-indurée et tuberculeuse. Dans tous ces points la sensibilité était très-obtuse.

Le malade a remarqué que, depuis l'année dernière, de petites taches lenticulaires d'une coloration foncée s'étaient montrées sur la poitrine et l'abdomen et que, depuis dix-huit mois environ, elles s'étaient élevées au-dessus du niveau de la peau.

Aux jambes, la peau est également mouchetée et présente des plaques lichénoïdes.

L'état général est assez satisfaisant et les fonctions se font régulièrement : somme toute, la maladie n'a encore porté ses ravages que sur le tégument externe.

Ici s'arrête l'observation ; nous avons perdu de vue ce malade, qui s'était mis lui-même à cautériser ses tubercules cutanés. Ces cautérisations avaient paru affaisser ceux de la figure et des mains. Au moment de l'élimination des eschares, il se déclarait un mouvement fébrile qui disparaissait au bout de quelques jours.

Ce malade, ayant toujours eu une excellente alimentation, est encore un exemple de lèpre tuberculeuse anesthétique dont les accidents se sont déroulés d'après la marche ordinaire.

Observation VIII.

Lèpre maculeuse avec induration et anesthésie de la peau.

(Hôpital Saint-Louis, pavillon Gabrielle, n° 4, service de M. Hillairet.)

Observation de M. Robertet.

Le nommé Gustave Girard, âgé de 53 ans, planteur à Cuba, demeurant à Paris depuis six mois, né à Istre (Bouches-du-Rhône), entré le 9 mars 1863 à l'hôpital, est malade depuis cinq ans et n'a jamais eu de parents atteints de la lèpre.

Il s'embarqua pour l'île de Cuba à l'âge de 23 ans et alla se fixer au milieu des terres, à huit lieues de la mer, dans une habitation qu'il a toujours occupée pendant vingt-neuf ans. Son existence était très-fatigante ; il récoltait du café et du sucre dans une plantation située dans une position assez saine, mais cependant humide. Ce malade avait remarqué que, chez lui et dans le voisinage, les affections cutanées éléphantiasiques étaient très-fréquentes.

Néanmoins il s'acclimata parfaitement et jouit, pendant une dizaine d'années, de la santé la plus robuste, ne s'épargnant aucune fatigue et se livrant à des excès de coït.

Début. — Il y a quinze ans se sont manifestées des *douleurs vagues* et *passagères*, bornées exclusivement aux pieds et aux genoux, rendant la marche assez pénible et revenant à des intervalles assez rapprochés pour nécessiter, malgré leur peu d'intensité, divers traitements.

Vers cette époque, une épidémie de Pian sévit sur ses gens ; il soigna lui-même ses nègres et fut atteint, sur la figure, une éruption très-discrète de Pian, qui céda au bout d'un mois à l'emploi de salspareille iodurée.

Huit années se passèrent ainsi, sans rien offrir de nouveau.

Il y a sept ans, une vive douleur se localisa au genou gauche et survint (s'il faut en croire le malade) à la suite d'une chute.

L'application d'une pommade irritante détermina, au-dessous de la rotule, une ulcération qui mit trois mois à se cicatriser, en laissant une tache blanche, indélébile, qu'on retrouve encore aujourd'hui.

Six mois après, sur le genou droit, apparut une éruption, que le malade qualifia de furonculaire, et qu'il attribue aux frottements réitérés du genou sur le lit; toujours est-il qu'une plaie ulcéreuse succéda à cette éruption.

Le malade n'hésite pas à faire remonter le début de sa maladie à cinq ans; c'est à la suite de violents chagrins d'amour que son caractère très-impressionnable se modifia; il devint d'une grande tristesse. Les membres inférieurs furent le siége de *démangeaisons* très-vives, et bientôt les bras et la surface du tronc se recouvrirent de *taches rouges*, sans élevures ni dureté du derme; ces taches étaient indolentes. Depuis leur apparition, elles ont subi diverses variations dans leur teinte; mais jamais elles ne se sont effacées complétement.

Elles se sont produites successivement et insensiblement, sans phénomène réactionnel morbide. Les membres inférieurs, les mains, le visage furent respectés au début.

Peu à peu ces taches se sont agrandies; elles sont devenues *dures* et *relevées* sur les bords et ont pris une coloration rouge de plus en plus foncée, mais elles sont toujours restées indolentes.

Malgré l'existence de ces lésions, l'état général était bon et les fonctions conservaient leur intégrité.

La peau, cependant, a présenté simultanément d'autres modifications, soit dans sa *sensibilité*, qui s'est *émoussée* et abolie en certains points, soit dans son activité fonctionnelle; le malade a remarqué que depuis quelque temps il suait peu, à quelque température qu'il s'exposât.

La maladie eut une marche progressive, avec quelques rémissions passagères, jusqu'au mois de mai 1862, pendant lequel des douleurs vives, continues, lancinantes, avec sensation de refroidissement très-prononcé, se déclarèrent.

Elles restèrent limitées aux deux pieds et prirent un tel caractère d'acuité, que la marche devint impossible et que le sommeil fit défaut.

En même temps, une *anesthésie incomplète et ascendante* envahit les membres inférieurs. Les taches du corps et des membres supérieurs étaient alors dans le même état qu'aujourd'hui; peut-être un peu plus saillantes. Celles des mains étaient moins larges alors.

Le malade quitte Cuba, pour se rendre en France, le 24 août 1862. Il arrive à Paris le 18 septembre et entre le 19 à la maison de santé du Dr Ricord. Les douleurs des pieds avaient diminué d'intensité pendant la traversée, et la marche était redevenue possible, quoique pénible et douloureuse.

Le malade sort de la maison de santé le 10 décembre, sans avoir éprouvé aucune amélioration du côté des taches, qui, au contraire, se sont étendues à la figure, en même temps que les cils sont tombés et que les paupières sont devenues rouges à leur face conjonctivale. Les douleurs des pieds ont seules diminué notablement. La santé générale est parfaite.

Le malade part pour le midi de la France, et, après avoir fait un voyage d'agrément, revient à Paris où il entre, le 9 mars 1863, dans le service de M. Hillairet. Il présentait alors les phénomènes suivants :

L'enveloppe cutanée est altérée sur presque toute sa surface. Elle est couverte de *maculatures* qui occupent le tronc, les membres supérieurs, le cou, la face; les membres inférieurs paraissent respectés à première vue, mais un examen plus approfondi démontre qu'ils participent aux lésions. Les taches sont très-larges, irrégulières dans leur forme, et se rapprochent tellement les unes des autres qu'elles laissent fort peu de peau saine dans leurs intervalles. Elles ont sensiblement même aspect sur les membres supérieurs et le tronc.

Sur le bras droit, on trouve une large tache unique, recouvrant la peau du moignon de l'épaule, de presque toute la circonférence du bras et de l'avant-bras, la face dorsale de la main et des doigts; à la face palmaire, la tache recouvre la moitié externe de l'éminence thénar et s'arrête au tiers inférieur de la première phalange du pouce; on la retrouve sur toute l'éminence hypothénar, la face palmaire des deux derniers doigts et une partie de celle du medius et de l'index.

Sur toute l'étendue de cette large tache, la peau offre diverses teintes qui se fondent ensemble; en général, elle est d'un brun pâle, légèrement fauve, qui tranche avec la blancheur de la peau restée saine. En divers points, cette coloration brune est plus marquée et devient insensiblement d'une rougeur diffuse. A la paume de la main et sur les doigts, la peau est *lisse*, *douce au toucher*, *épaissie* et d'une rougeur violacée livide.

La portion de peau restée saine est, comme on le voit, très-peu considérable; elle est, en effet, limitée à l'aisselle, à une petite partie de la face antéro-interne du bras et du pli du coude; elle manque absolument sur l'avant-bras et ne reparaît que sur un tiers environ de la face antérieure du poignet, se prolongeant dans le pli palmaire et sur la face antérieure du pouce et de l'index.

La ligne de démarcation entre les parties saines et malades est très-nettement tranchée, grâce à une sorte de bande légèrement saillante et dure au toucher, d'une couleur rouge foncée : cette bande trace sur la peau des dessins à contours généralement arrondis, lesquels rappellent la disposition du psoriasis circiné, avec cette différence toutefois, que, dans le psoriasis, la desquamation caractéristique se fait surtout au niveau du bourrelet, tandis que, dans le cas actuel il n'y a pas de desquamation bien apparente. De plus, dans la lèpre, les taches sont plus grandes que dans le psoriasis.

La *sensibilité* cutanée est notablement *modifiée* : elle paraît *exaltée* sur les petites portions de peau restées saines ; le malade, lorsqu'on lui pique un membre, le retire rapidement et accuse une vive douleur.

La sensibilité est également exaltée sur le bourrelet ; elle est au contraire manifestement diminuée sur toute l'étendue des macules. Cette anesthésie est superficielle ; car, pour peu que la piqure soit profonde, le malade éprouve de la douleur. Ces altérations de sensibilité ne sont nulle part mieux accusées qu'à la paume de la main ; le malade fait remarquer que, lorsqu'il l'applique sur une surface froide, il ne peut en apprécier la basse température qu'en certains points, précisément la où la peau est normale.

Sur le membre thoracique du côté gauche, les lésions occupent à peu près la même étendue, mais elles sont distribuées d'une façon un peu différente. Ainsi, la peau est restée saine sur une plus grande partie du moignon de l'épaule et de la face antéro-interne du bras ; mais, en revanche, elle existe à peine au pli du coude et a complétement disparu sur l'avant-bras et enfin ne se montre plus qu'à la face palmaire de l'éminence thénar du pouce et des autres doigts. Les lésions sont semblables à celles du côté opposé, même coloration d'un brun pâle, avec rougeurs diffuses par places, même bourrelet dur, inégal, légèrement saillant, d'un rouge vif sur les parties malades, même teinte violacée de la paume de la main sur l'éminence hypothénar ; mêmes altérations de sensibilité cutanée.

L'anesthésie est surtout prononcée à l'avant-bras.

Le malade ne se plaint pas de douleurs dans les membres supérieurs ; il accuse seulement une sensation de refroidissement dans les extrémités et des engourdissements dans l'index de la main gauche. Il n'y a ni prurit, ni démangeaisons sur les macules.

Sur le tronc, on retrouve les mêmes taches très-irrégulières dans leur forme arrondie, limitées par un rebord dur, légèrement saillant, d'un rouge vif. Ces taches sont plus colorées à leur centre que celles des bras et elles sont moins larges. L'anesthésie est moins prononcée à leur surface que sur les bras ; s'il faut en croire le malade, la sensibiité aurait été autrefois beaucoup plus obtuse et aurait actuellement recouvré une grande partie de son intégrité. A la base du thorax, la rougeur est plus uniforme et plus marquée que partout ailleurs ; on n'y voit pas d'intervalle de peau saine. A la région dorsale, plusieurs taches se sont réunies en s'agrandissant ; on distingue encore une ligne rouge à leurs points de jonction, mais le bourrelet s'est effacé. La sensibilité cutanée est dans toute son intégrité sur cette région.

Sur le ventre et dans la rainure interfessière existent aussi des macules plus discrètes, avec la même rougeur diffuse.

Les macules se prolongent sur le cou et la figure ; mais on ne retrouve plus le bourrelet qui les limite sur le tronc et les membres supérieurs. La peau prend une teinte rouge plus uniforme. Au niveau du menton, des joues, des ailes du nez, apparaissent quelques vésicules sinueuses, dilatées, d'une coloration violacée ; le nez est volumineux, épaté, injecté. Les cils sont tombés du bord libre des deux paupières inférieures ; la face conjonctivale de celles-ci est très-rouge, la vision paraît un peu affaiblie, au dire du malade. Les autres organes des sens ont conservé leur intégrité. Les muqueuses buccales, pharyngiennes et pituitaires sont à peu près normales, au moins à la vue. La voix n'a subi aucune modification.

Les membres inférieurs sont les seules parties du corps qui soient exemptes de macules ; mais, chose remarquable l'anesthésie y est plus complète que partout ailleurs. Le malade porte les traces d'une brûlure qu'il s'est faite près d'un poêle sans en avoir eu conscience. Les pieds offrent, à la région plantaire et sur les orteils, une rougeur diffuse, livide ; ils sont le siége d'un refroidissement permanent et parfois de douleurs sourdes avec élancements passagers; mais celles-ci ne ressemblent en rien aux anciennes douleurs rhumatoïdes qui ont si cruellement fait souffrir le malade.

Les nerfs sciatiques sont un peu sensibles à la pression. (Signe de de périnévrite.)

La contractilité musculaire a conservé toute son énergie, tant dans les membres inférieurs que dans les supérieurs.

Les poils sont tombés sur les jambes et sur la poitrine, où il en reste cependant encore une certaine quantité. Ceux des sourcils sont rares et raides. La barbe et les sourcils sont assez bien fournis.

L'examen des organes génitaux nous montre l'existence, du côté droit, d'un oschéocèle avec hydrocèle ne communiquant pas avec le sac herniaire. Le malade reconnaît que ses appétits vénériens ont beaucoup diminué relativement à ce qu'ils étaient ; néanmoins tout désir n'a pas disparu.

Toutes les fonctions de la vie organique s'exécutent avec régularité. L'embonpoint est notable, la constitution est vigoureuse, l'appétit développé, la respiration est normale et le pouls bat à 80.

23 mars. Même état. On lui fait une saignée de deux palettes.

Le 24. Le caillot est très-étalé, adhérent aux bords du vase et recouvert d'une croûte rousse de 3 ou 4 millimètres d'épaisseur. Les taches paraissent avoir pâli légèrement, les douleurs vagues passagères que le malade éprouvait dans les pieds n'ont pas reparu la nuit dernière.

Le 25. Coloration rouge de la face conjonctivale des paupières, injection de la conjonctive oculaire, surtout marquée à l'angle externe de l'œil; les taches de la poitrine et surtout des bras ont pâli ; les taches violacées des paumes de la main sont devenues d'un brun pâle; la sensibilité des parties non malades est la même ; le bourrelet qui limite les taches est moins dur, moins saillant et d'une coloration rouge moins vive. Le pouls est à 76, mais assez large.

L'anesthésie est la même sur les endroits malades, la coloration générale des taches est d'un rouge uniforme sur la poitrine. Même état de la peau des doigts et de la main. L'état général se maintient.

Le 27. L'application d'un bandage a déterminé dans la région sacro-iliaque une écorchure de 6 cent. de long sur 3 de large qui forme une ulcération superficielle et irrégulièrement ovalaire ; les papilles sont à nu ; néanmoins il n'y a pas de sensibilité exagérée à la pression, ni de douleurs spontanées.

Le 30. La plaie se cicatrise ; le malade ne sent aucune douleur dans cette région ; il n'en est pas de même de la main droite qui devient raide et douloureuse. L'état des taches est le même.

Cette observation s'arrête ici, le malade ayant quitté le service le 4 avril. On voit, en la lisant attentivement, la relation intime qui existe entre la présence des taches, dont les rebords sont très-saillants, et l'anesthésie qui siége à leur niveau. Nul doute que, si le malade eût été suivi plus longtemps, la peau, d'indurée qu'elle était, ne fût devenue par la suite tuberculeuse.

Observation IX.

Lèpre tuberculeuse et anesthétique.

(Observation publiée dans les bulletins de la Société anatomique, par M. Robertet ; 1863, 2e série.)

M. Giraudy (Félix), négociant, âgé de 45 ans, né à Cuba, atteint de lèpre, entra à l'hôpital Saint-Louis (pavillon Gabrielle) le 3 avril 1860. Il racontait que sa famille, fixée à Cuba, était exempte d'accidents semblables aux siens ; que son père était mort d'une dysentérie contractée sur la côte d'Afrique et que sa mère et ses frères s'étaient toujours bien portés. Lui-même, habitant Santiago, avait joui d'une bonne santé jusqu'à l'âge de 24 ans. A cette époque, des revers de fortune l'obligèrent à aller se livrer à un travail manuel dans une partie de l'île fort malsaine ; durant plus de sept ans, il vécut de privations, fut obligé de se nourrir exclusivement de *salaisons* et de féculents, et il vit bientôt survenir des *accès de fièvre intermittente*, alternant avec des *douleurs rhumatismales* qui le retinrent au lit à plusieurs reprises.

En 1850, il revint à Santiago, souffrant de rhumatismes, qui durèrent encore trois ou quatre mois. A partir de ce moment, le malade remarqua que ses douleurs reparaissaient à peu près périodiquement tous les huit mois et le quittaient au bout de un à deux mois. Dans l'intervalle, il put reprendre ses occupations. Cette même année, sa maladie actuelle débuta par des *plaques rouges*, *violacées*, siégeant aux membres inférieurs. Les limites de ces plaques étaient saillantes et douloureuses. A ces manifestations locales ne se joignaient aucuns phénomènes généraux. L'éruption gagna successivement le tronc, les épaules et n'apparut à la figure et aux mains qu'en 1857. Ce fut à cette époque que le malade ressentit des douleurs violentes dans l'intérieur du nez, en même temps qu'il vit s'établir une sécrétion à la fois purulente et sanguinolente par les narines et une *perforation de la cloison.* Puis, les traits du visage commencèrent à grossir et le nez fut bientôt doublé de volume. Quant à l'état général, il ne subit pas de modifications notables pendant cette première période de la maladie, dont la marche, toujours croissante, engagea M. Giraudy à quitter Cuba pour venir se faire traiter à Paris. Il entra dans le service de M. Hillairet, le 3 avril 1860.

A ce moment, on était frappé, de prime abord, par un aspect spécial, caractéristique, que sa face présentait. La peau du front, très-épaissie, lisse, luisante et d'une coloration rougeâtre, était creusée de rides profondes, indélébiles, à direction transversale. Le nez était volumineux, large, épaté ; les oreilles, notamment la droite, avaient aussi augmenté de volume. Sur toutes ces parties, sur les joues, le menton, le tégument offrait au toucher une dureté très-manifeste, mais inégalement répartie, sous forme de tubercules cutanés de volume très-variable, paraissant occuper l'épaisseur même de la peau, et plus appréciables au toucher qu'à la vue. Cependant le bord libre des narines, considérablement tuméfié, était comme lobulé, mamelonné, et cet aspect était dû à la présence de tubercules plus saillants là que partout ailleurs. On retrouvait sur le cou quelques petits tubercules rougeâtres, sans engorgement ganglionnaire sous-jacent. Les mêmes saillies tuberculeuses existaient disséminées çà et là sur toute la peau du tronc, sous forme de plaques rouges, inégales, plus ou moins étendues, recouvertes en certains points de squames jaunâtres, assez épaisses, assez larges et peu adhérentes; ces plaques devenaient confluentes dans les régions postérieures et latérales du tronc, où elles ne laissaient entre elles que peu d'intervalles de peau saine ; cette peau tranchait, par sa coloration blanche, sur la coloration rouge lie-de-vin des parties malades. La légère saillie, qui formait ces plaques, était due à une tuméfaction de toute l'épaisseur du derme. Celles-ci étaient constituées par le groupement d'une multitude de petits tubercules irréguliers donnant à leur surface un aspect rugueux. Dans la région dorsale, les plaques étaient le siége d'une légère *desquamation blanche* et *furfuracée.*

On retrouve, aux membres supérieurs, ces mêmes lésions cutanées, limitées aux faces postérieure et externe et s'étendant jusque sur le dos des mains. A la face postérieure de l'avant-bras droit, près du poignet, existait une large ulcération à fond grisâtre, à bords violacés, indurés, taillés à pic, dont le début remontait à environ six mois. Toutes les articulations jouissaient de leur intégrité fonctionnelle. Les ongles n'avaient pas subi d'altération. Aux membres inférieurs, les lésions étaient disposées à peu près comme aux membres thoraciques. Elles respectaient la face interne ; de chaque côté, au-dessus du genou, la face antérieure de la cuisse offrait deux ou trois plaques violacées, au niveau desquelles la peau était très-amincie et glissait facilement sur les tissus sous-jacents; c'était là, qu'au dire du malade, s'étaient montrés les premiers phénomènes morbides, consistant d'abord en une induration et une tuméfaction du derme, comme cela s'observait sur les autres plaques de date plus récente. La peau prenait une teinte sombre, violacée à la partie inférieure de la jambe et sur le dos du pied; dans ces régions elle était distendue par un œdème assez notable. A la région plantaire, près du bord interne, existaient deux petites ulcérations datant de deux mois environ. L'ongle du gros orteil droit était soulevé par une matière dure, épaisse, jaunâtre, sécrétée, un an auparavant, par une ulcération sous-unguéale, aujourd'hui cicatrisée.

La sensibilité de la surface de la peau avait conservé toute son intégrité sur la face, le tronc, le cou, tandis qu'aux membres, et notamment aux supérieurs, il existait une *anesthésie* prononcée sur toutes les parties de peau malade; les portions restées saines conservaient leur sensibilité.

Les organes des sens étaient peu affectés : on trouvait l'ouïe, l'odorat, le goût intacts; il faut noter toutefois la perforation de la cloison des fosses nasales indiquée plus haut.

La vue avait faibli. Les facultés intellectuelles, très-développées chez le malade, n'avaient subi aucune atteinte, et, du côté des fonctions organiques, il n'y avait pas de troubles appréciables. Les bruits du cœur étaient normaux et les battements un peu saccadés. Le pouls plein, régulier, battait 76 fois par minute. La respiration et la digestion se faisaient normalement, sans qu'il y eût d'amaigrissement. La rate paraissait un peu augmentée de volume. Quant à ce qui concerne les organes génitaux, la verge avait un développement normal, sans altération du fourreau. Le *testicule* avait conservé sa sensibilité, mais il paraissait en voie *d'atrophie*. Les fonctions génitales avaient perdu de leur énergie depuis un certain temps. Jamais le malade n'avait contracté d'accidents vénériens.

Pendant l'année 1860, sous l'influence d'un traitement alcalin, les lésions cutanées semblèrent s'améliorer tout d'abord pendant le premier mois. Mais, vers la fin de mai, sans cause appréciable, un *accès fébrile intense* avec sueurs profuses, précéda l'apparition de *douleurs rhumatoïdes*, très-aiguës, sans gonflement articulaire dans les poignets et les mains. Ces douleurs, jointes à un état de malaise général avec fièvre, persistèrent quelques jours, puis disparurent pour faire place à une poussée tuberculo-ulcéreuse.

Les mêmes phénomènes se reproduisirent dans le même ordre, à deux reprises différentes; ils s'accompagnèrent d'une *dermalgie généralisée*, très-vive, qui rendit tout contact extrêmement douloureux.

Les cinq derniers mois de l'année se passèrent sans poussée nouvelle: l'état de la peau s'améliora considérablement sur le tronc et les membres; la sensibilité cutanée reparut aux bras. Mais l'aspect caractéristique de la face se prononça de plus en plus et arriva à cet état qu'on a désigné sous le nom de *Léontiasis.*

Le traitement employé pendant ces derniers mois et dans le cours de l'année suivante, consista dans l'emploi combiné de l'hydrothérapie et de l'ergot de seigle.

Le malade se trouvait, au commencement de l'année 1861, dans de bonnes conditions de santé, qui se maintinrent pendant les quatre premiers mois. Toutefois il fut pris de toux et d'un léger enrouement tenace.

A la fin du printemps, il alla passer une saison aux eaux de Vichy et se loua de leur action. A son retour, la voix qui, depuis quelques mois était simplement enrouée, devint rauque. Des tubercules apparurent en divers points de la *muqueuse buccale*, particulièrement à la voûte palatine et à la base de la langue vers l'épiglotte ; ils ne tardèrent pas à s'ulcérer. Le laryngoscope fit découvrir l'existence d'un bourrelet tuberculeux entourant la circonférence de l'épiglotte ; l'exagération de sensibilité de la muqueuse buccale obligea de restreindre cette exploration. Des accès fébriles reparurent avec l'accroissement de la température et coïncidèrent avec des sueurs abondantes et une nouvelle évolution de tubercules cutanés.

Au mois de novembre, une *éruption pemphigoïde* envahit la face dorsale de la main et de l'avant-bras gauche, sans adénite axillaire. Les ulcérations des deux poignets s'élargirent en suivant une marche comme serpigineuse ; puis elles se *cicatrisèrent lentement*, tandis que la face continuait à se déformer de plus en plus. Les paupières et la conjonctive oculaire se prirent à leur tour. Le nez se déforma complétement, s'ulcéra au niveau des ailes et se recouvrit de croûtes jaunâtres épaisses.

La fin de l'année s'écoula au milieu de recrudescences aiguës, fébriles, que M. Hillairet combattit à l'aide de quelques saignées ; celles-ci fournirent un sang couenneux et riche en fibrine (4 *à* 6). Le malade fut pris de toux avec expectoration sanguinolente, et on constata les signes d'une *pleurésie* sèche à la base du poumon gauche.

En 1862, ces accidents se calmèrent peu à peu, non pas sans que l'état général souffrît de leur prolongation : l'appétit avait disparu ; l'embonpoint considérablement diminué; les ulcérations de la voûte palatine et de la langue entravaient aussi la mastication. Enfin, au mois de mars, la *voûte osseuse du palais se perforait* sur la ligne médiane, et établissait entre les cavités nasale et buccale une communication qui alla dès lors en s'agrandissant, avec des alternatives d'amélioration et d'aggravation. Le pourtour de la perforation, examiné par la bouche, était boursouflé et offrait une surface grisâtre et sanieuse; d'autres ulcérations s'établirent à la face externe des joues et sur le bord des lèvres.

M. Giraudy alla passer une seconde saison à Vichy, et en retira plus de soulagement encore que la première fois. Il quitta le pavillon Gabrielle dans un état satisfaisant et n'y rentra qu'au mois de janvier 1863. A cette époque, on pouvait constater que l'*aphonie* était complète ;

la perforation de la voûte palatine, de forme ovalaire, mesurait 3 centimètres de long sur 1 centimètre de large; la muqueuse qui la bordait était violacée, très-tuméfiée, mamelonnée et parsemée de petites végétations d'une teinte grisâtre. La circonférence de la langue portait plusieurs tubercules, à diverses périodes d'évolution, dont deux étaient largement ulcérés; la face avait le même aspect léontiasique ; le nez était énorme ; sa face dorsale, d'un rouge sombre violacé, était sillonnée par un groupe de vésicules variqueuses de couleur lie de vin ; le lobule et le pourtour des narines étaient convertis en croûtes épaisses, noirâtres, très-adhérentes. Les *poils* des *cheveux*, et la *barbe*, étaient rares, raides, hérissés, de couleur rouge fauve; les *cils* étaient entièrement tombés. On retrouvait sur les membres supérieurs des croûtes semblables à celles du nez, symétriquement disposées le long de la face postérieure des articulations du coude, du poignet, de la main. La main droite était maintenue dans une extension forcée, par rétraction d'un tissu inodulaire siégeant au poignet; il n'y avait rien aux ganglions axillaires ; à ce moment le corps n'était pas le siége d'éruption lépreuse. L'état général se maintenait assez bon.

Une poussée avec fièvre apparut, comme les années précédentes, avec le printemps, au mois de mars; elle fut marquée par l'éruption, sur les membres inférieurs, de petites bulles pemphigoïdes très-douloureuses; le mouvement fébrile fut cette fois plus tenace et dura tout un mois. D'un autre côté, la largeur de la perforation de la voûte palatine nécessita l'application d'un obturateur pour faciliter la mastication ; d'ailleurs, les mois d'avril et de mai se passèrent d'une manière satisfaisante pour le malade, quand des revers de fortune vinrent abattre l'énergie morale dont il avait fait preuve jusque-là ; du service des malades payants, il fut obligé de passer dans la salle commune (30 mai, salle Saint-Charles, n° 50). Dès lors, les forces déclinèrent rapidement; un état d'abattement lui enleva toute résistance à la maladie ; des accès fébriles erratiques reparurent; *les parties molles et les cartilages du nez se détruisirent complétement*; l'appétit se perdit.

Dans le courant de juillet, une parotide énorme envahit tout le côté gauche de la face et du cou; des phlyctènes couvrirent la région temporale, l'œil gauche fut caché par les paupières considérablement tuméfiées. Bientôt la face entière participa au gonflement et se couvrit d'une poussée érysipélateuse; la fièvre était néanmoins modérée (100 pulsations); tous les tubercules de la face et du cuir chevelu se ramollirent et suppurèrent abondamment. Des quintes de toux et de la dyspnée vinrent s'ajouter à cet état grave de la face.

Le malade était triste, abattu, la déglutition était devenue excessivement douloureuse; la suppuration des téguments de la tête se prolongea et amena un état de marasme extrême; les bourses se tuméfièrent à leur tour. Enfin, du 10 au 15 août, la respiration s'embarrassa de plus en plus; le malade rendit des vomiques très-abondantes, sans qu'à l'auscultation on constatât d'autres bruits anormaux que des râles muqueux et sibilants. Enfin, dans les derniers jours qui précédèrent la mort, la coloration brune de la peau, du tronc et des membres pâlit, les tubercules s'affaissèrent considérablement; les téguments de la face perdirent aussi leur tuméfaction, et une maigreur extrême remplaça le boursouflement des traits. Enfin, le malade mourut le 15 août, ayant conservé jusque-là toute son intelligence.

A l'autopsie, faite vingt-deux heures après la mort, on trouva de grandes modifications apportées par la mort dans l'état de la peau, et révélées par l'aspect extérieur du cadavre. Les saillies tuberculeuses, qui étaient en voie de disparition vers la fin de la vie, n'existaient plus, et étaient remplacées par des surfaces presque planes, simplement ridées, de couleur brunâtre et non plus rouge; le toucher faisait constater cependant un épaississement encore notable de la peau. Quant aux ulcérations, elles étaient restées telles, avec le même décollement des bords; les os, les muscles, les aponévroses, étaient intacts. Le tissu cellulaire sous-cutané paraissait épaissi, et les vaisseaux qu'il contenait, les veines surtout, telles que les radiales, avaient subi une altération notable; le calibre en était devenu filiforme; les parois avaient augmenté de volume, et, vers la face profonde du derme, présentaient un épaississement qui allait jusqu'à 2 millimètres, la paroi opposée n'ayant qu'un demi-millimètre au plus. Toutes ces particularités se remarquaient spécialement à la face, au cuir chevelu et aux membres; aucune des ulcérations nombreuses que l'on observait à la surface du corps, ne dépassait l'épaisseur du derme.

La muqueuse buccale, qui était, comme la peau, parsemée de tubercules et d'ulcérations lépreuses, avait perdu également ces lésions en très-grande partie; la voûte palatine présentait une perforation considérable ovalaire, large de 2 centimètres, longue de 3 environ, à bords amincis et formés par les os palatins, cariés et recouverts de deux lames muqueuses parsemées d'ulcérations grisâtres ou bleuâtres. Les lésions se continuaient, mais un peu moins prononcées, sur la face buccale du voile du palais; la luette n'était plus qu'un petit mamelon informe, ulcéré à droite. A la place des amygdales, on ne trouvait plus que des cryptes profondes, élargies, mais non ulcérées, limitées par les piliers du voile du palais, qui, comme la luette, étaient atrophiés et diminués de longueur et de souplesse, avec érosions considérables de la muqueuse.

La face postérieure du pharynx était également criblée d'ulcérations, à bords violacés, indiquant des lésions d'ancienne date; en arrivant à l'œsophage, la muqueuse, devenait souple, rose, et reprenait peu à peu son caractère normal.

La langue offrait, à la pointe, un peu à gauche de la ligne médiane, une surface brunâtre, froncée, au centre de laquelle se montrait une matière jaune; au toucher, on avait la sensation de l'existence d'un tubercule de la grosseur d'un pois, et à la coupe on découvrait une matière jaune, demi-concrète, infiltrée dans la muqueuse et jusque dans les muscles sous-jacents. En arrière de ce point, la muqueuse reprenait insensiblement son épaisseur et ses autres caractères. A droite de la ligne médiane, à deux centimètres de la pointe, et sur la face dorsale, existait une surface déprimée, contrastant par son état lisse avec le reste du dos de la langue, hérissé de papilles; cette cicatrice ne dépassait pas l'épaisseur de la muqueuse amincie. Le V lingual était très-accusé, et les glandules situées en arrière étaient considérablement hypertrophiées; la muqueuse de cette région était boursouflée, épaissie jusque sur l'épiglotte, où les lésions étaient beaucoup plus prononcées encore.

Dans toute l'étendue du tube digestif, de l'orifice supérieur de l'œsophage au rectum, l'examen le plus attentif ne révéla aucune altération notable; le péritoine, parfaitement sain, ne contenait aucun épanchement dans sa cavité; les deux faces du mésentère étaient parsemées d'une multitude de petites saillies adipeuses, qui donnaient à cette portion de la séreuse un aspect singulier. L'état normal se retrouvait dans les annexes du tube digestif, le foie, la rate et le pancréas.

Le cœur, remarquable par sa grande flaccidité, avait un volume un peu au-dessous de la moyenne; sa face externe était intimement unie à la face profonde du péricarde par des adhérences cellulaires très-serrées; les parois des ventricules, surtout du côté gauche, avaient diminué d'épaisseur; les fibres charnues étaient molles, pâles, et avaient subi un commencement de dégénérescence graisseuse; les cavités et les orifices n'offraient aucune particularité. On remarquait dans l'aorte descendante une plaque athéromateuse, large de 2 à 3 centimètres, sans rien trouver dans l'artère pulmonaire ni dans le reste de l'arbre aortique.

Les fosses nasales étaient, pour ainsi dire, un vaste foyer d'ulcérations lépreuses, qui avaient détruit, non-seulement la voûte palatine, mais la cloison et les cartilages du nez; la face supérieure du voile du palais était en quelque sorte déchiquetée.

L'épiglotte, peu mobile, semblait revenue sur elle-même; son fibro-cartilage, mis à nu et érodé, apparaissait sur le bord libre; la muqueuse offrait sur les deux faces une épaisseur de 1 à 2 millimètres; elle était criblée d'ulcérations traversant l'épiglotte de part en part.

Les ligaments antérieurs et latéraux de l'épiglotte étaient un peu bridés et tuméfiés, et les replis aryténo-épiglottiques tuberculeux, singulièrement raccourcis, durs et épais, de sorte que l'orifice supérieur du larynx avait subi un rétrécissement d'un tiers environ. A la face interne du larynx, les mêmes lésions se continuaient; les cordes vocales supérieures et inférieures, les ventricules n'existaient plus qu'à l'état de vestiges; la muqueuse laryngée, dans toute son étendue, était criblée d'ulcérations et infiltrée de matière jaunâtre.

La trachée était large, dilatée, et la muqueuse reprenait peu à peu son aspect normal; sur l'éperon de bifurcation existait une ulcération profonde, arrivant jusqu'au fibro-cartilage qui paraissait sain.

Les poumons, légèrement emphysémateux, ne faisaient pas hernie à l'ouverture du thorax; quelques adhérences récentes retenaient le poumon gauche, près de sa base et le long de son bord postérieur, à la face interne des côtes; cette base adhérait également par son centre au diaphragme. Au sommet du poumon droit, existait un petit groupe de trois à quatre noyaux tuberculeux, du volume d'un pois à celui d'une lentille, ressemblant à des tubercules caséeux; le bord libre de la base du poumon portait un noyau lenticulaire de même apparence; la base du poumon droit offrait, au niveau du point adhérent, une sorte de foyer gangréneux du volume d'une petite noix. Telles étaient les seules lésions du parenchyme pulmonaire.

Les ganglions bronchiques étaient noirs et volumineux; près de l'un d'eux se trouvait une concrétion pierreuse jaunâtre, dans laquelle l'analyse chimique faisait reconnaître du carbonate calcaire.

Le crâne, les méninges et le cerveau, examinés avec grand soin, ne révélaient aucune altération saisissable. Il en était de même pour la moelle et ses enveloppes. On pouvait cependant signaler une injection prononcée des veines médullaires antérieures et postérieures, et l'existence de cinq à six plaques blanches de 1 millimètre à 1 centimètre carré de surface, de consistance calcaire, adhérant à l'arachnoïde spinale. Les racines nerveuses, les ganglions sympathiques, le ganglion de Gasser avaient leurs caractères normaux, ainsi que les nerfs qui en émanaient.

Les yeux n'offraient pas d'altération marquée. La rétine, au niveau de la papille, paraissait un peu infiltrée de matière albumineuse. Mais la choroïde était intacte et conservait la régularité de sa pigmentation jusque sur la papille. Les autres membranes et les milieux de l'œil n'offraient rien d'anormal.

On ne trouva rien d'anormal dans les reins, les bassinets, les uretères, la vessie, la prostate, la verge. Mais le bord libre du prépuce, près du frein, était occupé par trois cicatrices tuberculeuses, en tout semblables à celles du bout de la langue. En outre, le méat était notablement rétréci par un tubercule jaunâtre.

Le testicule gauche était mou et atrophié. A l'union de la queue de l'épididyme et du cordon existaient plusieurs noyaux jaunes, entourés d'un tissu dur, lardacé, cartilagineux même, par places. Le cordon avait diminué de volume, et son canal était oblitéré. On trouva, adhérent à l'épididyme, un kyste gros comme une noix, contenant un liquide séreux dans lequel le microscope ne révélait rien de particulier. Les tubes séminifères paraissent petits et granuleux. Les mêmes altérations, mais plus avancées, s'observaient du côté droit, dans le testicule, l'épididyme et le cordon. La tunique vaginale adhérait par places à la glande, et la peau des bourses, très-tuméfiée, offrait jusqu'à $0^m,01$ d'épaisseur.

Les muscles étaient atrophiés, mais sans avoir subi de dégénérescence graisseuse ; ils n'étaient altérés nulle part ailleurs qu'aux fosses nasales. Les articulations étaient saines; cependant les franges synoviales des articulations radio-carpiennes et tibio-tarsiennes étaient plus développées qu à l'état normal et d'un rouge vif.

L'examen microscopique fut fait par M. Duguet, qui trouva les divers tissus altérés présentant, outre les éléments propres, des corpuscules très-évidents de $0^{mm},006$ à $0^{mm},012$ de diamètre, dans lesquels on distingua nettement une membrane, un contenu granuleux, et un petit nucléole clair. A côté de ces corpuscules parfaitement ronds, il en existait d'autres un peu allongés, et d'autres sans nucléole distinct. Dans certaines préparations on trouva unis à ces éléments des globules de graisse et de cristaux sanguins; les noyaux se rencontraient surtout dans les ganglions bronchiques, où leur quantité et leur netteté étaient très-remarquables. Ils existaient, mais plus disséminés, dans les tubercules des poumons, les épaississements de la peau, les tubercules du testicule et du méat urinaire, sur des fragments de l'épiglotte et de la muqueuse naso-pharyngienne.

J'ai tenu à rapporter cette observation tout au long, parce qu'elle est très-complète et montre, dans un langage clair et précis, la série des accidents lépreux qui peuvent se développer sur un même individu. Par l'exposé de ces faits, on peut constater que les poussées tuberculeuses étaient annoncées par une véritable fièvre d'éruption et suivies d'une anesthésie constante, mais variable dans son siége et son intensité.

Voici l'analyse des trois saignées qui ont été faites au malade, à quelques jours d'intervalle :

La première, faite le 21 novembre, contenait :

Fibrine desséchée	4g,05
Matières solides, albumine, globules, sels, matières grasses	103 ,60
Eau	806 ,40

La deuxième, faite le 26 novembre, contenait :

Densité du sang plus élevée qu'à l'état normal.	1g,091
Fibrine	6 ,10
Albumine	85 ,80
Globules	89 ,50
Eau	818 ,00
Matières grasses	0 ,60

La troisième saignée contenait :

Densité	1,089
Fibrine	6,05
Albumine	85,60
Globules	90,65
Eau	817,00
Matières grasses	0,70

Ces analyses démontrent que la densité du sang est plus élevée qu'à l'état normal, car elle varie habituellement entre 1,052 et 1,057, et que l'on a affaire à une véritable dyscrasie sanguine caractérisée par l'augmentation du chiffre de la fibrine et de l'albumine.

Nous regrettons que l'examen microscopique n'ait pas été plus approfondi et qu'on n'ait pas signalé le mode de groupement des éléments cellulaires dont parle M. Duguet.

Ce fait vient à l'appui de la thèse que nous soutenons, c'est-à-dire que la lèpre tuberculeuse et anesthétique ne sont que deux formes d'une même maladie.

TABLE DES MATIÈRES.

	Pages.
INDEX BIBLIOGRAPHIQUE	1
CHAP. Ier. — Symptômes	3
CHAP. II. — Marche et durée de la maladie	27
CHAP. III. — Complications	33
CHAP. IV. — Anatomie pathologique	43
CHAP. V. — Etiologie de la lèpre	77
CHAP. VI — Diagnostic	84
CHAP. VII — Traitement	87
CHAP. VIII — Observations	94

Paris. A. PARENT, imprimeur de la Faculté de Médecine, rue Mr-le-Prince, 31.

Paris. A. PARENT, imprimeur de la Faculté de Médecine, rue Mr-le-Prince, 2.

www.ingramcontent.com/pod-product-compliance
Ingram Content Group UK Ltd.
Pitfield, Milton Keynes, MK11 3LW, UK
UKHW020225220726
13923UKWH00002B/512